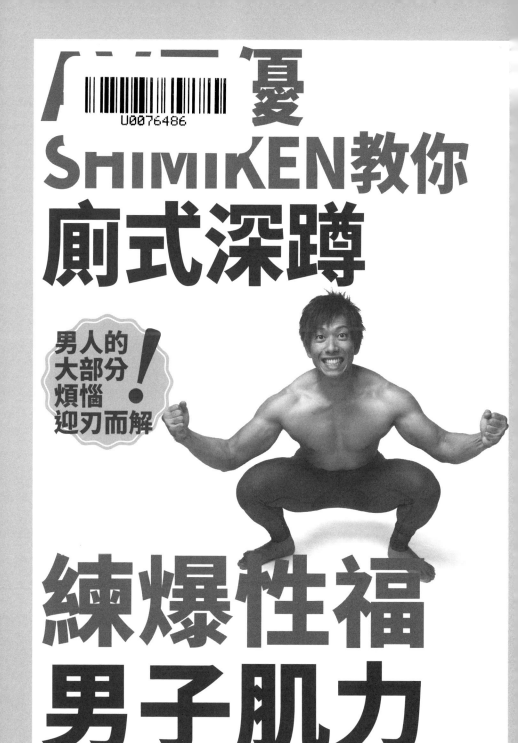

「[illegible]憂
SHIMIKEN教你廁式深蹲

男人的
大部分
煩惱
迎刃而解!

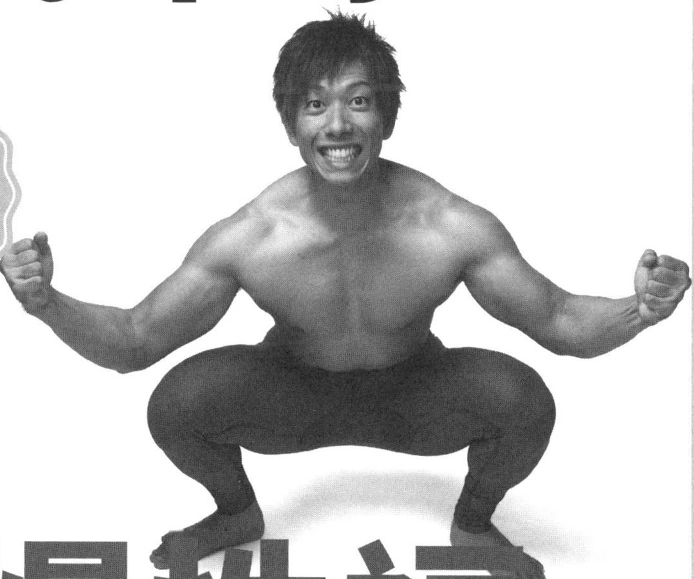

練爆性福男子肌力

前言　有想替未來的自己做的準備嗎？

非常感謝各位購買本書，接下來我想問大家一個問題：

「你有想替10年後、20年後、30年後未來的自己做的事嗎？」

對於這個問題，能馬上回答「是的，我有」的人，非常好！

而有點猶豫、思考的人，

也不用擔心。因為從今天開始，不，即使是現在立刻開始也可以！

無論如何，**正在閱讀本書這件事，都能夠為了將來的自己帶來幫助。**

現今社會中，很許多人為了學習、工作和生活，每天都非常地拚命努力。

我從18歲開始從事AV男優的工作，一回神都已經38歲了，感覺就像是轉眼間的事。

沒錯，能說出「一回神就像是轉眼間」的人，就代表他有認真地在過生活。

話說人只要著迷於某件事的話，時間就會過得特別快……。

不過，我想請大家停下腳步想想。

雖然大家都知道不論是「吃飯、運動或睡覺」都要好好維持正常比較好，可是一忙起來，很多人都還是會騰不出時間吧？

而許多人在努力工作了一輩子之後退休，到了「要好好享受老年生活啦！」時……

雖然不缺錢也不缺時間，而且還有可以一起遊玩的伴侶和朋友，但是，卻因沒了「健康」而什麼都做不了。

對於自由業的人來說也一樣，當上了年紀、放慢工作步調多出了空閒時間的時候，一旦失去「健康」的話，應該也沒辦法享受這得來不易的人生悠閒時刻。

因此我們現在該做的事不是存錢，而是存肌肉！

即便現在沒事，但那太過努力的身體所帶來的影響，正一步一步悄悄地影響著未來的自己（對不起嚇到大家！）。**等到生病或受傷的時候，恐怕大家的口頭禪就會是「健康第一」。**

哪管得了那麼多，為了生存當然錢是必要的。

但是，健康比錢更重要。

沒有錢，但是健康。
有錢，但不健康。
你覺得哪一個比較快樂呢？
絕對是健康喔！
因此現在，大家應該做的事是替未來的自己「存肌肉」而不是「存錢」。
說得貪心一點，當然「有閒錢又有健康」是最好的（笑）。

不過，這對閱讀本書的各位來說卻是有可能做到的。
那是因為……
接下來我要傳授的「男人下半身鍛鍊法」非常簡單，簡單到沒時間的人也能輕鬆做到，連三分鐘熱度的人也能持續下去。**身體能變健康的話，就可以展現出「活力」，充滿活力的地方就會吸引人潮，而錢潮也會跟著人潮滾滾來。**
說不定還能因而獲得所有吸引眾人目光的事物！
而那堪稱劃時代之物的，正是我所傳授的「男人下半身鍛鍊法」！
那麼就快點來試試看吧！Let's 廁式深蹲!!

目次

AV男優SHIMIKEN教你廁式深蹲 練爆性福男子肌力

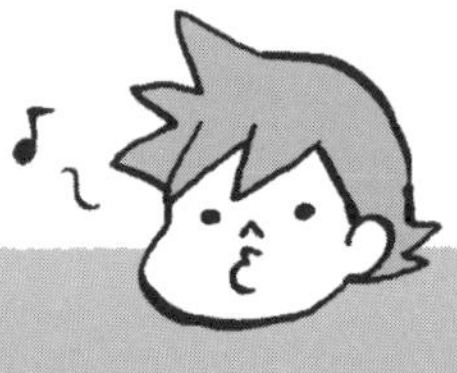

第3章 SHIMIKEN流！提升勃起力的肌肉訓練

第4章

既能減肥又能提升勃起力的飲食法

第5章 我的快樂肌力訓練生活

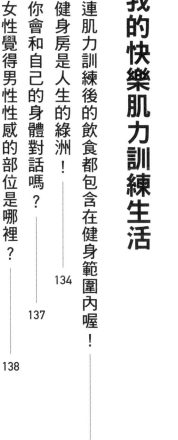

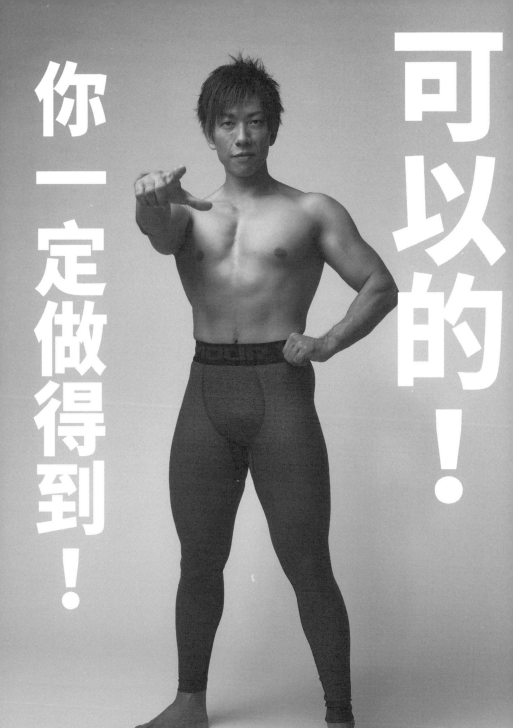

可以的！
你一定做得到！

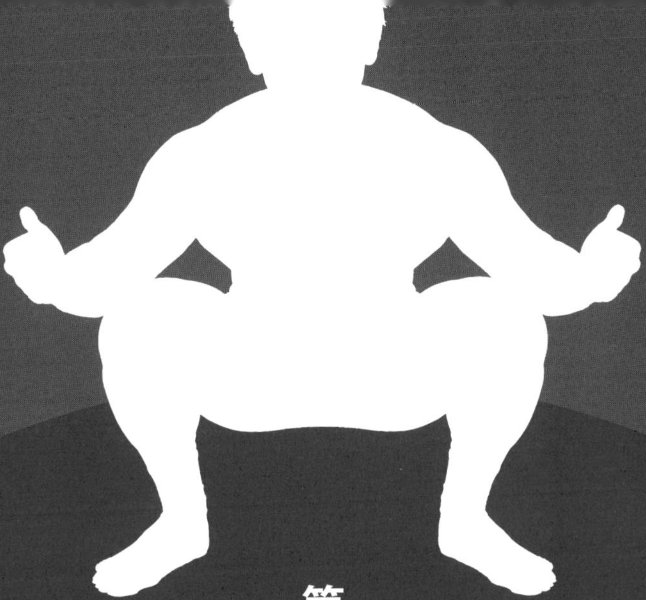

第1章

廁式深蹲 as No.1

為什麼世上的男人們不再廁式深蹲了呢？

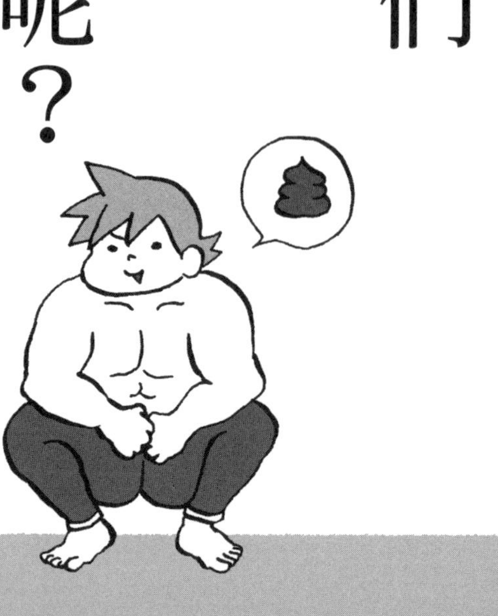

我最想傳達的，男人肌力訓練的原型是……

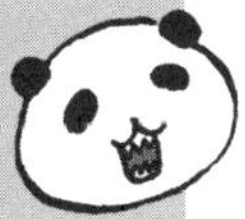

市面上出版了各種健康法與肌力訓練的實用書籍。

我也經常會為了學習新知識或是不同的觀點而閱讀、參考許多這類書籍。

為了將知識內化成自己的東西我會仔細閱讀並融會貫通，不過如果說到肌力訓練者的共同體認，最終一定還是「絕對要做深蹲」。

不論你讀了哪些文獻，詢問了哪些重訓人士，對於肌力訓練來說最重要的，總歸一句就是「深蹲」。

如果要簡單地說個原因，就是「下半身肌肉占了全身肌肉的70％」，而且還包含了腿、腰等重要的肌肉，只要做深蹲就能一次鍛鍊到全身70％的肌肉。

此外，因為是運用到全身70％肌肉的動作，所以**深蹲被認為是在重量訓練中唯一能鍛鍊「心肺功能」的項目**。

許多日本人都知道，黑柳徹子女士每天在睡前都一定會做50下從巨人馬場先生那兒學習到的深蹲，然後才會上床睡覺。說不定她那充滿活力的姿態就是來自於深蹲。

我在學生時代的時候，會覺得「因為走了很多路，所以就不需要深蹲了吧」。然而，**那是錯誤的想法**。

深蹲在蹲下去的時候會伸展到下半身的大部分肌肉，站起來的時候會用力使勁，這種在平日中根本不會做到的運動，都可以藉由深蹲的一個動作來完成，真的是一項非常厲害的運動。

因此，無論如何都絕對要做深蹲，但是……。

「深蹲嗎？好懶得做喔」、「膝蓋會痛，明天再做吧」、「還不知道正確的方式……」**大多數不做的人，都會先找諸如此類的藉口**。

對此，我思考了許多。

為了那些就算跟他說：「為了勃起機能和身體健康，請做深蹲吧！」依舊無動於衷的人，我想到了一項運動方法！

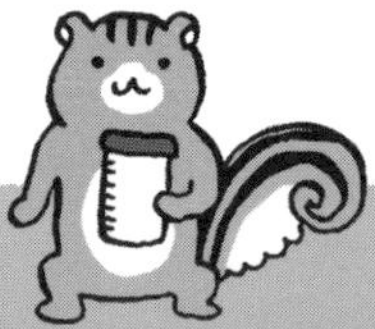

那就是本書最重要的主軸「**廁式深蹲**」。

不可思議的是，雖然現今社會坐式馬桶如此普及，但只要一說到廁式深蹲，大家就會聯想到蹲式馬桶的使用方法。

車子不斷地進化，唯有雨刷還是跟從前一樣。

就像這樣，不論時代怎麼轉變，人們對於廁式深蹲的理解依舊還是會聯想到蹲式馬桶。

只要做一做廁式深蹲就能變健康，也能為年老的自己儲存肌肉量……如此一來難度可是下降很多喔！

因為廁式深蹲只要蹲一次就行了啊。

「什麼!?真的只要蹲一次就有效果嗎？」對此感到懷疑的人。

你們真很會抓重點耶！（笑）

從完全不做到真的開始做，要把所謂的「幹勁開關」打開是最困難的。

不過只要做了一次廁式深蹲後就會開始提起幹勁，接下來就會想多做幾次類似深蹲的動作。

肌力訓練MEMO 善於對待女性的人也善於舉啞鈴。

從日本消失了!?「廁式深蹲」

「廁式深蹲」是怎樣的蹲法呢？大部分的人都能在腦中浮現出畫面吧。沒錯，就是上蹲式馬桶的蹲法。

現在蹲式馬桶數量減少。以男生的狀況來說，在混合坐式馬桶與蹲式馬桶的洗手間中，即使蹲式那間空著，應該有很多人還是會繼續等待坐式的那幾間吧！

當排隊上廁所時，蹲式的那間空了出來，前面的人因為想上坐式的馬桶，而說出：「你先請。」聽到這樣的話，不免在心中吶喊：「可惡！老子也想上坐式的。」

現在坐式馬桶很多都附有免治沖洗器。**雖然蹲式馬桶大部分也都有專用的沖洗器**，但其存在卻沒有得到推廣（若我實際看到蹲式馬桶用的沖洗器，我會非常感動！笑）。

日常生活中，類似廁式深蹲這種可以伸展整個下半身的動作有愈來愈

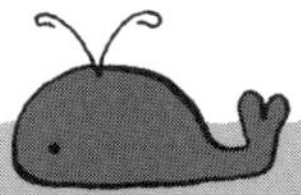

少的趨勢。廁所愈來愈西式化，**被稱為「世界第一坐在椅子上的民族」的日本人**，只有睡覺的時候才會把腳伸直，在日常生活中很少有伸展下半身的機會。

很多人的髖關節和腳踝因而變得僵硬，無法做廁式深蹲的人也愈來愈多。

以廁式深蹲的蹲姿聚集在便利商店和車站前面的不良少年們，最近好像也變少了。

我認為不良少年們之所以血氣方剛，**「就是因為廁式深蹲使下半身強化，釋放出大量男性荷爾蒙的關係」**（關於男性荷爾蒙之後的內文會再說明）。

「說不定，少子高齡化的問題突破口就在廁式深蹲!?」、「不論是草食系男子的增加，或是無性生活的人變多，全都是因為不做廁式深蹲了嗎!?」諸如此類的想法在我腦海裡胡亂地竄出，我深深覺得**廁式深蹲＝深蹲＝下半身的伸展與強化**很重要。

肌力訓練MEMO　在健身房中最棒的讚美是「好大喔！」。

廁式深蹲豐富老後的人生!?

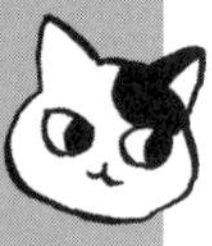

只要試著實際做過廁式深蹲，說不定有很多人會覺得比想像中還來得困難。（廁式深蹲的正確方式請參照P70～71）。

雖然看起來好像很簡單，但廁式深蹲的進行卻是需要絕佳的平衡感。

讓整個腳掌貼合地面，重心放在腳後跟，膝蓋要稍微往外張開避免呈內八的狀態。

因為蹲下時重心要放在腳後跟，所以腳踝僵硬的人很容易就會向後倒。

想做廁式深蹲但卻會往後倒的人，可以試著將雙手手臂伸向前方，利用手臂的重量來保持平衡。一開始無法順利做到的人請用這個方式開始做做看。

腳踝會愈做變得愈柔軟，廁式深蹲的姿勢也能變得又穩又平衡。

雖然看起來只是簡單地讓腰部往下蹲，但實際上廁式深蹲卻是能伸展、鍛鍊到下半身的重要肌肉，是一項非常優秀的運動。

而且，藉由廁式深蹲由下往上站起來的動作，還能鍛鍊到下半身的肌力。只要每天實踐廁式深蹲，就算做到最後會因為無力而只是快速由下往上站起來，但還是能強化並維持下半身的柔軟度和肌力。

為什麼我們要這麼重視下半身的肌肉呢？

「因為你是AV男優的關係嗎？」──我要告訴有這種想法的各位！現今的日本，每4人當中就有1人是65歲以上的高齡者。

在「前言」裡也有提到，無論你有多長壽，要是腿和腰沒力的話，除了無法出門或是到處玩之外，也無法享受性生活。

為了想在上了年紀之後還能擁有活躍的人生，首先就是要進行「廁式深蹲」來維持腰和腿的良好狀態。**以人生來說，活得健康又長壽會比只是活得長壽更重要。**

讓我們替未來的自己做些事吧！為了讓自己能迎接快樂的老年生活，從今天開始來做廁式深蹲吧！

肌力訓練 MEMO　在健身房，打完招呼後的對話是：「今天要訓練哪個部位？」。

讓臀部肌肉柔軟有彈性的廁式深蹲

接下來要來具體說明廁式深蹲的效果。

首先，廁式深蹲具有伸展臀部肌肉的效果。讓臀部形成渾圓形狀的「臀大肌」這個肌肉，不論是在伸展髖關節將腿往後伸的時候，或是進行開合雙腿等動作的時候，都會發揮作用，是支撐各種髖關節重要動作的主要肌肉。

由於現代人無論在家、學校還是公司，都長時間坐在椅子上，臀部的臀大肌隨時處於被上半身的重量壓迫的狀態。

而受壓迫的肌肉會因為血液循環變差而變得僵硬，所以說臀大肌變僵硬正是現代的文明病。

一旦臀部肌肉變硬，通往腳和腳尖的血液循環就會不流暢。如此一來，就會讓腳尖變冰冷形成「四肢冰冷症」。

冰冷症是萬病的根源，同時也是性愛的大敵。

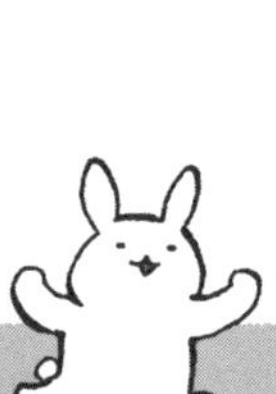

身體寒冷的女性即使做愛也會變得很難有感覺。

子宮為了保持溫暖的狀態，才會被包覆在肚子裡。

只要子宮溫暖了，就彷彿是在宣告「已經做好愛愛的準備！」，機能會隨之變得活躍。

女性興奮時，愛液的味道會從酸酸的變成無味而微甜。

平時，為了防止病菌的入侵，陰道內部會保持在酸性的狀態。不過，這個狀態會殺死弱鹼性的精子。因此，為了讓精子能確實到達子宮，陰道內部會從酸性變成鹼性營造出容易受精的狀態。所以可以根據愛液的味道，來得知女性興奮的程度。

人類的身體真是設計得非常精密啊！

我從許多女性友人、粉絲那裡收到了關於**「性愛時不容易高潮」**的煩惱諮詢，通常我都會建議她們「請和妳的伴侶一起入浴、按摩，等身體溫暖之後再做愛」。

女性的身體只要暖和了，敏感度就會提高，然後就會變得容易高潮。

女性在達到高潮後，陰道就會產生要把精子吸收到子宮裡的蠕動運動，身體會產生容易受精的反應。

肌力訓練MEMO

肌肉男在互相輔助重訓時，對於「做幾次？」的問題，常常都是回答「到死為止！」。

「只要是身體契合度好的伴侶，往後的關係就比較能得到良性的維持＝容易留下子孫，所以就把這樣的基因當作子孫延續下來吧！」像這樣的身體反應，是人類經過幾十萬年培育進化而來的，真的是相當神秘啊。

據說在健身房運動之後，因為身體會變得溫暖，所以男女都「情慾高漲！」。

讓臀大肌柔軟有彈性、促進血液循環順暢，對於改善冰冷症來說是很重要的一件事。

此外，一旦臀大肌變僵硬，雙腳動起來也會變得不靈活，尤其是在彎曲髖關節、把腿往前伸的時候。走路步伐小的人，或是在爬樓梯時對於要把腿抬起來感到吃力的人，建議都要好好伸展臀大肌會比較好！

如果放任臀大肌變僵硬不管的話，不但走路的步伐會在不知不覺中變小，也會愈來愈懶得爬樓梯。如此一來除了行動力會跟著降低，走路的距離也會縮短，到最後導致腿和腰功能衰退。一連串的負面連鎖效應就在不遠處等著你。

而且廁式深蹲甚至還有助於早上起床的效率。

肌力訓練 MEMO

和健身夥伴互相輔助重訓時，常常被以「4！5！6！7！7！7！8！」這樣的方式增加訓練次數。

當我們睡覺時，流往腳部的血液是靠著肌肉幫浦作用循環回到心臟的，要是作用減弱的話，早上不但要多花時間才起得了床，還可能會在站起來後出現暈眩的情形。

早上喜歡賴床的人也可期待藉由「平日開始練習廁式深蹲，讓血液循環變好」而讓自己一起床就能精神奕奕。

因此，我們需要伸展臀大肌（廁式深蹲）。

如何！

在看我寫了這麼多之後，

應該會想一邊閱讀這本書，

一邊做廁式深蹲了吧！

沒關係的！

如果你想一邊做廁式深蹲

一邊看書也是可以的(^^)/

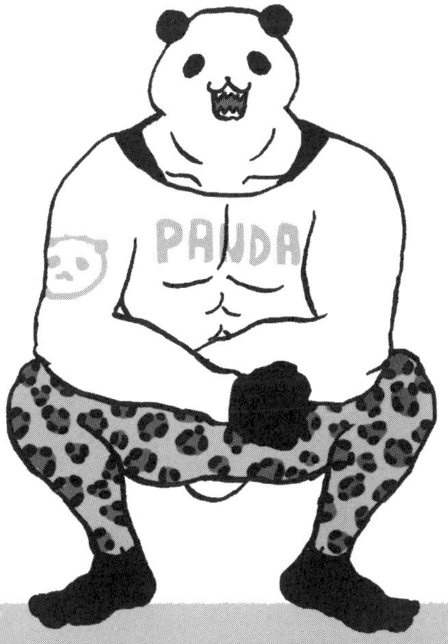

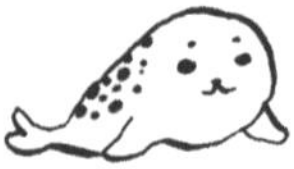

MEMO

肌力訓練
MEMO

許久未見的肌肉男，在打招呼前對著我說：
「闊筋膜張肌的大腿根部很厲害喔！」那是哪裡啊!?

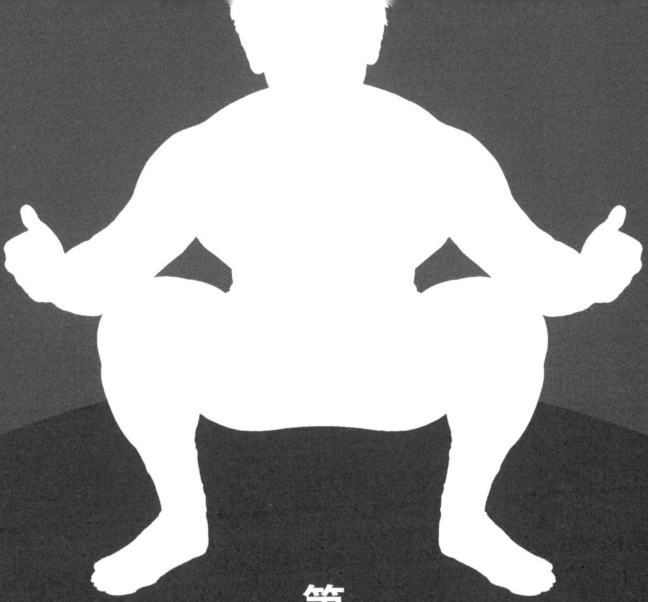

第2章

擊敗勃起的敵人！

任由費洛蒙（睪固酮）
隨著年齡增長
而減少的人，
是放棄人生的人！

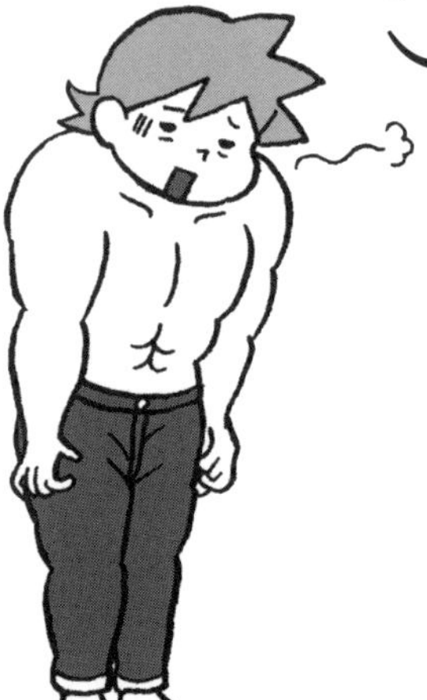

男人的下半身是受到荷爾蒙支配的

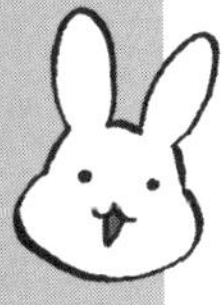

接著讓我們來學習一下吧！

給會「什麼！為什麼都已經是大人了，還非得要學習呢!?」這麼想的人：

只會別人說什麼就聽什麼的人，是無法成長、做大事和長壽的。

「為什麼？」、「該怎麼做才會有結果呢？」這樣的好奇心使人成長，讓人生變豐富，知識和興奮的心情可以讓人延年益壽。

因此，就從我常說到的男性荷爾蒙開始來學習吧！

男性荷爾蒙（＝雄激素）大致可以分成**3種**。

其中最能形成男性特徵的是名為「**睪固酮**」的荷爾蒙，它被認為和肌肉、陰莖大小以及性慾等作用有關。在這裡我們要學習的不只有睪固酮，而是要把3種男性荷爾蒙都努力記起來！

●男性荷爾蒙＝雄激素

①脫氫異雄固酮（DHEA）

由腎上腺和生殖腺分泌，別名又稱為「回春荷爾蒙」，是能夠促進免疫力提升、改善身體循環的男性荷爾蒙。因為能轉換成睪固酮和女性荷爾蒙「雌激素」，所以又被稱為「荷爾蒙之母」。

據說**山藥**當中所含的成分被證實有類似DHEA的作用，而其他的薯芋類則沒有。真是不可思議（後文會再詳細說明）。

②睪固酮

以男性來說，有90％以上是由睪丸所分泌產生。以女性來說，雖然腎上腺皮質網狀帶和卵巢也會分泌，但是分泌量只有男性的5～10％（20分之1到10分之1）。

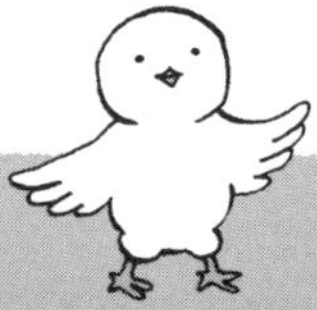

睪固酮具有形成肌肉與骨骼、使生殖器官活力十足、讓人提起幹勁以及增加決斷力等作用。因此，別名又被稱為「受歡迎費洛蒙」、「勝利的荷爾蒙」等。

如果說人類是被荷爾蒙所支配著，真是一點也不誇張，其中的**睪固酮濃度可以說是左右人生快樂感受的一項要素**。

雖然睪固酮有這麼多好處，但可惜的是，睪固酮的分泌量會隨著年齡增長而漸漸減少。

因此為了讓自己隨時保持活力，睪固酮的分泌量就變得非常重要。

在65歲的時候開創了肯德基的**哈蘭德．桑德斯**爺爺，即使在挨家挨戶的推銷中被拒絕了1000次以上，但他還是以不屈不撓的鬥志銷售著自家的炸雞，努力地為日後的經銷權奠定基礎。我想這樣的他應該有非常多的睪固酮吧！

③二氫睪酮

二氫睪酮是一種由睪固酮和「5α還原酶」反應後生成的荷爾蒙，會造成毛髮根源的「毛囊母質」功能衰退，因此別名又叫做「雄性禿荷爾蒙」。

肌力訓練MEMO 肌肉訓練中會不由自主發出的聲音叫做「喘息聲」（極少一部分）。

大家經常認為「禿頭的人是因為男性荷爾蒙濃度很高，所以性慾也很強」，但這是錯誤的觀念。首先，因為性慾很強的我沒有禿頭，而且AV男優中禿頭的也很少。

禿頭的人只是因為將睪固酮轉換成「雄性禿荷爾蒙」的5α還原酶比較多而已。

或許是因為禿頭之人的頭大多都是油膩膩的，讓人印象太強烈了，所以才會聯想到和性慾有關。

對於想要抑制5α還原酶的形成，似乎正常的飲食生活和睡眠、適度的運動掌握了很大的關鍵。

其中**鋅和大豆異黃酮**具有抑制5α還原酶的效果。

而關於勃起所必須的性礦物質「鋅」，後文會再詳加說明。

大豆異黃酮的代表性食物是納豆，納豆也是我每天一定會吃的食物。

如果能徹底實踐本書中的廁式深蹲和飲食內容，並且有充足的睡眠，應該對於禿頭的防範也有一定的效果！

以上是希望各位記住的3種男性荷爾蒙。而關於特別重要的睪固酮，我

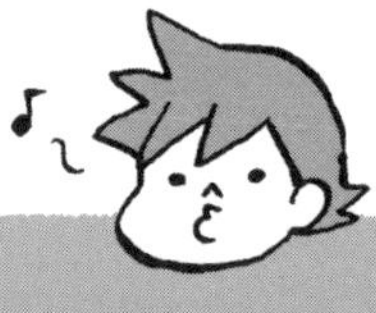

們再繼續來深入了解吧！

你是不是在想「什麼？還要學習？」。

沒錯，是的。

覺得已經「夠了吧」的你，

要是超過60歲後腿和腰都沒力了，生活精力會減去一半，很可能會在悲傷中度過晚年喔!!

睪固酮別名又稱為「受歡迎費洛蒙」、「勝利的荷爾蒙」，是為了謳歌人生而存在的極重要激素。但可惜的是，男性的分泌量在25歲左右達到高峰後，就會開始慢慢減少。到了60歲，其分泌量會減少到只有20幾歲的一半以下。此外，女性的睪固酮分泌量也同樣會隨著年齡增長而減少。

睪固酮是影響每天心情的荷爾蒙。以女性的情況來說，一旦睪固酮減少的話，就有可能會造成性趣缺缺、精神不振等生活品質降低的狀況。

在這裡我想大聲說的是，無論男性還是女性，絕對不能因為年紀大了就

肌力訓練 MEMO 看完外國的重訓影片之後，很容易就會用英文來發出吆喝聲。

接受睪固酮降低這件事。

沒錯，**睪固酮的分泌量是有可能靠人為增加的。**

自己的人生幸福要由自己來決定！

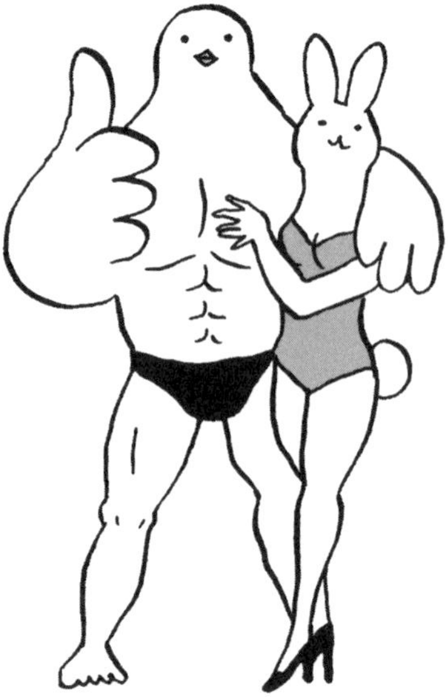

肌力訓練MEMO

把「聳肩運動」（p86）說成「Shoulder shrug」，聽起來就很有健身達人的架勢。

為什麼鍛鍊下半身可提升勃起的能力呢？

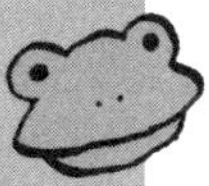

我們每天會做各種選擇。

今天要吃什麼好呢？

要外出遊玩嗎？

明天要早起，現在該睡覺了嗎？還是要繼續看電視呢？ etc.……

做出各種選擇的是自己。自己現今的地位、環境、體型或想法等，**都是由「自己所做出的選擇」所造成的**。

閱讀本書的各位，或許會覺得「如果能對勃起機能有點效果就太好了」、「如果能獲得一些知識就太棒了」。如果本書能成為契機協助各位在今後的選擇中，做出一個有別於以往的抉擇的話，那就太好了。

「上了年紀依然活力四射、充滿行動力又有魅力，而且小弟弟每天都硬梆梆」的人大部分是做了「**增加睪固酮的選擇**」。

舉例來說，雖然很累卻選擇去健身房而非睡覺、想吃甜甜圈卻選擇吃花椰菜、想在家休息卻選擇到外面曬太陽、想練手臂卻選擇練深蹲，這些都是增加睪固酮的行為。

為什麼增加睪固酮，陰莖會變得硬梆梆呢？

形成陰莖內部的構造除了動脈之外，還有海綿狀組織「海綿體」（由像細線一般的血管聚集在一起所組成）。

勃起的機制是指當男人受到性刺激感到興奮後，血液透過各種神經系統作用快速大量流入「陰莖動脈」，海綿體也因為充滿了血液而變硬。

因為睪固酮具有供給一氧化二氮（NO）讓血管擴張的作用，一旦睪固酮增加了血管就會擴張、血流量就會增加，陰莖的海綿體就會因而湧入大量的血液，進而提升勃起力。

順帶一提，發現這項勃起機制的人，據說就是那位大名鼎鼎的藝術家**李奧納多・達文西**。

在達文西所生活的15世紀當時，普遍都認為陰莖是由「肌肉」所組成的，之所以會勃起因為有「空氣」進入到陰莖裡頭。

對此說法抱持懷疑態度的達文西，在解剖了牛（還是什麼）的陰莖之後，發現勃起是因為「血液流進了血管裡」的關係。他可真是個全能的人類啊！

此外，睪固酮也具有在大腦裡產生性興奮刺激物質的作用。簡單來說，就是**睪固酮的分泌量愈多，男人看女人的時候就會愈興奮**。

相對來說，也可以說男性荷爾蒙多的女性，其性慾也會很強。

為什麼下半身的肌力訓練（重訓）可以提升勃起能力呢？原因有很多，以容易理解的角度來說有：

●陰莖周圍的血液循環變順暢。

➡勃起是因為海綿體充血之後就會變硬挺的作用。只要血液循環順暢的話，陰莖就會容易變硬。

●進行肌力訓練，可分泌睪固酮和生長激素。

●因為下半身的肌肉聚集了很多「雄激素（男性荷爾蒙）受體」，所以只要有鍛鍊的話，就能讓「容器」變大。

➡這所謂的容器包含有「接受雄激素的容器」，以及「男性荷爾蒙數值高

肌力訓練 MEMO

做啞鈴推舉時，有的人會把「推！推！」說成「push！」。
但用力過頭時，也有人會喊成「pussy！（女性陰部）」。

的男性，不會對小事計較的大器」等兩種含意。

- 可發洩壓力。
- 因為進行訓練的時候可以和自己的身體對話，所以會更容易感受到陰莖的反應。

以上等等原因。

此外，藉由肌力訓練還能提升男性荷爾蒙數值，讓自己培養出「積極的性格」，要是讓體格也跟著改變的話，還會容易受到異性的歡迎。這麼一來，就能增加使用陰莖的機會。人體的機能會愈用愈千錘百鍊，不使用的話就會衰退。說真的，要找到不進行下半身肌力訓練的理由還真是有點困難。

不過，睪固酮具有**不擅於對抗壓力的缺點**。當累積太多壓力時，交感神經會因此變得活躍。要是交感神經變活躍的話，血管就會收縮進而讓血流量減少（緊張和恐懼等壓力會讓心臟撲通撲通地跳，這也是讓心肌收縮心跳數增加的原因）。

血流量一旦減少，代謝就會變差，荷爾蒙的分泌量就會減少，混雜在血液當中循環全身的荷爾蒙也會無法被充分運送，最後導致睪固酮減少。

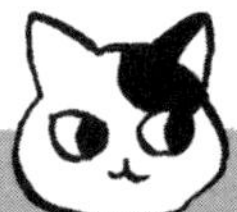

但是，有件不可思議的事……。

因為勃起需要的是副交感神經興奮的「放鬆」狀態，所以在家裡的沙發上看電影或躺在床上時，老二就變得硬挺，只要是男人都有過這樣的經驗。在非必要的時刻變得硬挺，就是因為身體處在放鬆的狀態。

可是，射精如果沒有相反的「交感神經興奮」作用的話，就會很難發射。關於這方面我很有經驗，如果是和熟識的女演員、關係好的工作人員相處得非常融洽，有時候在拍片現場就會**很難射精**。

那是因為腦部感到放鬆，變成了副交感神經興奮的狀態。

然而，像是「大型新人出道會」，或是偶爾才會參與的製作公司現場，這類會讓人感到緊張的場合，陰莖雖然很難變硬，但射精卻是相當迅速。

真是不可思議。

我想這肯定也是神明在久遠以前「當人類在不知道會被誰發現的狀況（＝處於緊張的狀況）下，以繁衍子孫為目的而做愛時所授予的機制」吧。

此外，睪固酮具有「不論是精神性的壓力或是肉體性的壓力，都會導致

肌力訓練MEMO 健康檢查若出現「營養失調的肥胖」，那就是肌肉量提升的證據。

分泌量減少」的特質。因此疲勞的累積、睡眠不足、過度飲酒和抽菸等，也被認為是睪固酮分泌的大敵。

為了提高睪固酮的分泌量，「營養均衡的飲食」、「良好的睡眠」、「廁式深蹲」，以及規律健康的生活都是基本的要素。

「這些道理就算知道了也還是做不到」是人之常情。

我也是常常有拍片到深夜，都已經日上三竿了還沒起床的狀況。不過，飲食的部分因為我自己都會攜帶後文會提到的便當（壯陽飯），所以不會有問題。廁式深蹲則是一有時間馬上就能練習，所以也沒問題。睡眠部分我會盡可能地確保最少都有「6個半小時」，所以即使現在已經快40歲了，但我的身體還是會因為晨間勃起而感到脹痛。

肌力訓練 MEMO

健身房不知從哪裡傳出「救我～」的聲音。尋找聲音的主人時，發現是某肌肉男在使用肩部側舉訓練機時，因肌肉過於膨脹而拔不出來。

心情低落時
享用美食，
自慰後睡一覺，
又是一尾活龍！

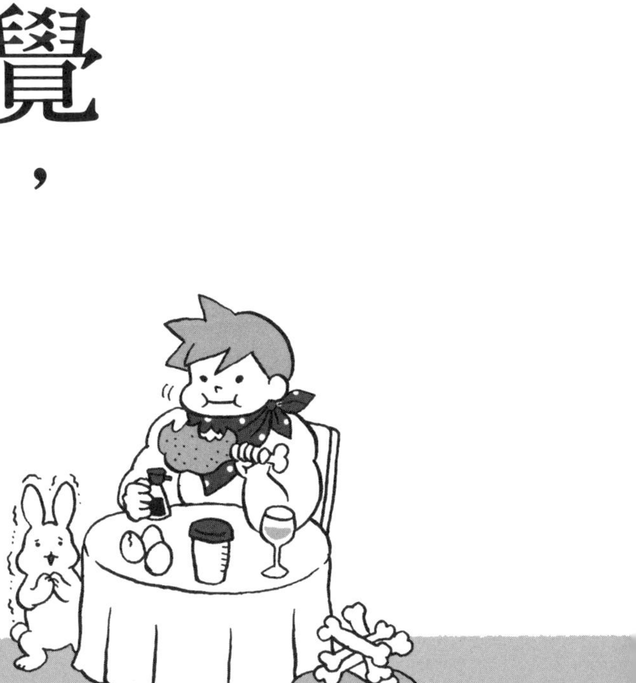

請記住這個！我們的宿敵「皮質醇」

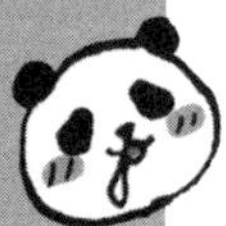

對於提升勃起力的睪固酮來說，存在著一種**可謂是天敵的荷爾蒙**，那就是**「皮質醇（cortisol）」**。

這名字聽起來就是一副很可惡的樣子！（笑）

這個皮質醇（又稱為可體松）會因為壓力累積而分泌，所以又被稱為「壓力荷爾蒙」。

雖然皮質醇在血糖低的時候，擔任了「促進醣質以外的營養素轉化成醣分來穩定血糖」之類的重要工作。但可惜的是，皮質醇同時也具有抑制睪固酮分泌的作用，所以當皮質醇的分泌量愈多時，睪固酮的分泌量就愈少。

此外，分泌出來的皮質醇因為會刺激交感神經，所以也潛藏著「讓身體在不知不覺中過度處於交感神經興奮狀態」的風險。皮質醇不僅會造成睪固酮減少，還促進交感神經興奮，**簡直就是勃起的天敵**啊！

此外，皮質醇也具有促進肌肉分解的作用。一旦肌肉量減少的話，睪固酮的分泌量也會下降，所以說皮質醇就像是小偷一樣，會將肌力訓練每天慢慢累積的「存肌」偷走，對我來說真心是個無法和它變成好朋友的的荷爾蒙。

那麼**該怎麼做才不會讓自己的生活累積壓力呢？**

我在自己的心中有個主張。

就是**「知道方法發洩自己壓力的人才是強者」**。

當心情低落的時候、總覺得悶悶不樂的時候，是不是能夠有專屬於自己的抒發方法，來讓自己「這樣做之後就能稍微開心一點」，我認為「有的話」人生的幸福度會截然不同。

我曾經在Twitter上貼過這樣的內容：

「心情低落時只要享用美食，自慰之後再睡一覺，就會又是一尾活龍！」

肌力訓練 MEMO 因為練肩膀的日子，手會抬不起來，所以洗頭的時候都好痛苦。

這段話似乎獲得很多人的共鳴，所以回覆數也因此上升許多。

我抒發壓力的方法大致上有兩種。

一種是會思考造成壓力的來源，而做法是「在徹底思考造成壓力的原因後，用自己的意志加以控制」。這是一種以精神面、心理面為出發點的壓力抒發法。

舉例來說，我會以「這個壓力的原因是〇〇，這是在磨練我不要為了一些雞毛蒜皮的小事就耿耿於懷，只要能夠克服的話，就可以期待精神層面的成長！」等想法來思考，以積極正面的作法來應對。

另一種方法是以外部的刺激來讓壓力獲得抒發。

基本上，壓力是會累積在自己體內的。我認為**想要將累積的東西排解出去，不是光靠吃東西、買東西等的「吸收行為」就行，而是一定要有「排出行為」才能消除壓力**。

肌力訓練 MEMO

練肩膀的日子，手臂因為舉不起來，所以想喝保特瓶的水卻打翻了。

我認為吃喝東西、購物等行為，只是透過擁有某些東西來讓自己暫時忘卻壓力而已，並無法將壓力加以消除。

所以如果一累積壓力，就以反覆暴飲暴食來獲得短暫滿足的話，最終只會導致壓力型肥胖的後果。

「排出行為」包含有發出聲音、流汗、哭出眼淚、使出力氣等各種方法。你可以去卡拉ＯＫ大聲唱歌，也可以在浴室和三溫暖裡流汗，或是看感人的電影大哭一場，還可以藉由運動盡情地發洩精力。

而我在twitter上「發出聲音、盡情流汗、丟東西、大哭一場，之後身心多會變得舒暢！」之類的貼文，也都獲得了許多按讚數。

喝完酒之後和泡完澡後從浴池中走出來，做了哪一件事會讓你覺得比較舒暢呢？壓力一定要配合某個行為來一起排出體外，只靠吸收的行為是不能消除壓力的。

以我個人的經驗來說，也很推薦用打掃來消除壓力。有沒有人把垃圾丟掉之後會覺得很暢快呢？比起買東西後增加房間裡的東西，把房間裡的灰塵、垃圾、不需要的雜物都打掃乾淨扔掉，會更讓人感到舒暢。因此打掃也變成我消除壓力的一種方法。

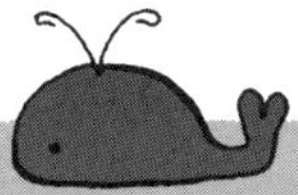

要是能從這兩種方法中創造出屬於「自己獨特的壓力發洩法」的話，就能找到跨越各種障礙的樂趣並不斷地成長。

人生就是在不斷地學習。

而為了永遠保持活力、提升勃起力，「不累積壓力並且促進荷爾蒙的分泌」則變得格外地重要。

我控制壓力的主要方法，會在第3章和第4章的「下半身肌力訓練」和「飲食」中再詳細地加以介紹。

我的壓力消除法如果能成為各位的幸福契機，那將會讓我感到無比地喜悅！

肌力訓練 MEMO

Big 3（深蹲、硬舉、仰臥推舉）在分別提升到140公斤後才被認可。

缺乏運動也會造成身體的壓力嗎!?

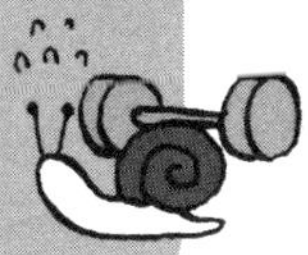

在壓力之中，也有些類型是屬於「無法判定是因受到壓力而造成的壓力」。

其中有一種是因缺乏運動而產生的壓力。雖然當身體處於放鬆的狀態時，可以促進副交感神經興奮，也容易勃起，但是**經常性地缺乏運動反而會成為身體的一種壓力**。

如果一直過著缺乏運動、不常使用肌肉的生活，肌肉會因而變硬，血液循環也會變差。因為血液負責將氧氣運送到身體各處，如果血流不足的話，就會無法充分運送氧氣，而大腦和體內的細胞就會陷入缺氧的狀態。

就像全力奔跑之後一樣，缺氧狀態對身體來說會產生很大的壓力。而且如果持續處於缺氧的狀態，就會容易累積疲勞，更會陷入堆積壓力的惡性循環當中。因此為了能不累積壓力、提升勃起力，運動也是相當必要的。

缺乏運動的人如果要開始運動的話，先從什麼樣的運動開始做起好呢？

我強烈建議這樣的人，**就從「廁式深蹲」開始做起吧！**

剛開始只要做1次廁式深蹲。

如果說只要跨出這一大便……不是，是這一大步，就能大大地影響到今後人生的話，可是一點都不誇張啊!!

接著，在廁式深蹲之後我想建議各位做的是「**肌力訓練（重訓）**」。

因為我從各種相關的研究中了解到「肌力訓練具有促進睪固酮分泌的效果」，所以到目前為止，我都還是會趁著拍攝的空檔到健身房鍛鍊，頻率則是維持在每週三～四次。

有很多人都說我是個「自律甚嚴」的人，但實際上卻恰恰相反，因為我覺得要「隨心所欲」才是能夠持之以恆之道。

就我觀察無法持之以恆地做肌力訓練的人，都有「一開始太過努力」和「太想認真地做好」等特徵。

這樣的人通常會只想在「有空的時候、不累的時候……」等最佳狀態

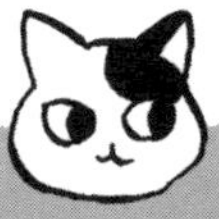

下，才進行肌力訓練。

但這樣是不行的，一開始請試著以「今天隨意練一下！」、「無論如何，只做一次廁式深蹲也好」這樣輕鬆的心情來跨出第一步。相信在做了一次、幹勁的開關被打開之後，接下來一定就能持之以恆下去。姑且不論那些為了體育競賽而進行重訓的人，我覺得單純以健康的層面來看，能做到這樣就很足夠了！

還有一點，我希望各位可以記住，那就是**「不要過度執著於努力一定要有回報」**。

會覺得「我都這麼努力了，體重卻沒有減少！」的人，只會在無形中讓自己的心理產生壓力而已。

以長遠的眼光來看，我認為**「沒有努力過頭卻能一直持續」**的輕鬆心態會是比較健康的。

總之持之以恆最重要！

此外，雖然很多人在聽到「健身房或是肌力訓練」的時候，都會直接聯

肌力訓練 MEMO　翻白眼倒下時，旁人說：「這樣不是很好嗎？效果真是不錯啊！」

想到「做起來一定很辛苦」，但事實並非如此！

希望各位不要讓「運動過敏！」發作起來，而是能以全新的心情來閱讀這本書！（笑）

本書後續的內容也會為大家介紹自己在家就能完成的簡單項目（P70～93），所以請一定要試著挑戰一下。

消除壓力，並且增加睪固酮的分泌量。

廁式深蹲和肌力訓練可是勃起力的好朋友喔！

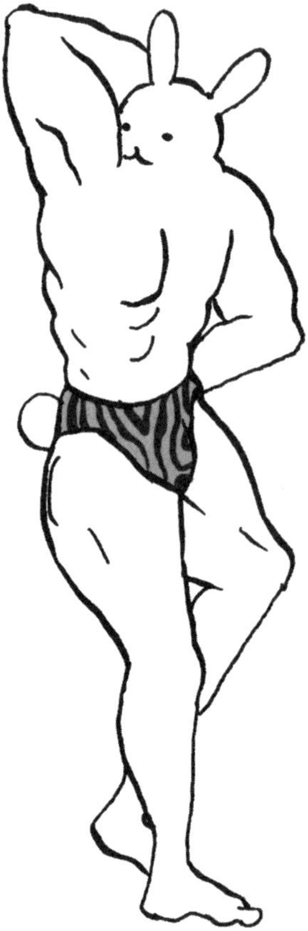

肌力訓練 MEMO

不是選擇把腰練細，而是要將背部練寬厚，這樣就會讓腰看起來變細。

愈胖，勃起會愈沒力！

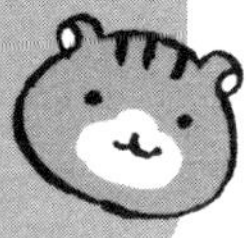

根據波蘭某醫學雜誌所發表的研究報告指出，在136位20歲到49歲男性的BMI與血液裡睪固酮值的測量實驗中發現，30~40多歲BMI過高的肥胖男性與BMI正常的男性相比，血液中的睪固酮值明顯會比較低。

也有一說認為，**30~40世代男性的勃起機能衰退，受到肥胖因素的影響會比因年齡的衰弱來得更大**。

我個人是易胖的體質。

與其歸咎到體質上，還不如說是因為「我喜歡在晚上找美食吃」。

我的工作結束時間很不固定，晚上10點以後才下班的狀況也是常有的事。因此，對我來說在晚上10點以後吃燒肉、拉麵也不是什麼稀奇的事。當然聚餐的機會也很多，所以幾乎一週六天的晚上都是吃外食。如果需要的話，有時候還會有一天吃到兩次晚餐的狀況。

剛剛所提到的肥胖與勃起的關係，也可以從男優的表現中窺知一二。

在腹部周圍的脂肪中，有一種細胞會釋放出妨礙勃起的物質。

肥胖不只會導致生活習慣病與心臟病等疾病，產生各種健康風險，甚至還會讓造成勃起力下降，真的是有百害而無一利。

所以在意腹部周圍脂肪的人，要不要先試著做做看廁式深蹲呢？

刻意地進行飲食控制或是突然地做起激烈運動，說不定反而都會造成壓力。如果覺得靠廁式深蹲還不夠的話，那麼就試著加入肌力訓練吧。

大家都知道只要身體肌肉量增加的話，代謝能力就會跟著提升，還能打造出不容易發胖的體質吧。此外，在做完肌力訓練後的那一整天，因為代謝力會不斷提升，所以身體會一直持續地燃燒脂肪！就像超級瑪利兄弟遊戲中，瑪利歐吃了無敵星星的狀態一直在持續的感覺！（笑）

而且，只要透過鍛鍊肌肉，髖關節的血液循環就會變好，勃起也會因而變容易。

除此之外，肌力訓練還能有效提升勃起力。前文也有提過，男性荷爾

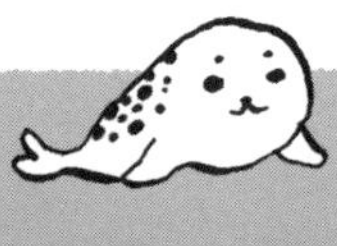

蒙受體會隨著肌肉量的增加而提高，連帶著也會刺激產生更多的生長激素、男性荷爾蒙受體量。而且「肌肉使勁地用力」也能變成一種發洩壓力的方式喔。

順便一提，雖然有些過瘦或是過胖的人會說：「現在的身材去健身房太丟臉了，還是先稍微練好一點再去健身房吧」，但這是錯誤的想法！

在健身房的人，大家只會看見自己的肌肉和身材！（笑）才不會管你是瘦子還是胖子，大家除了自己的肌肉，其他的都看不見。

一定要讓自己變得非常喜歡自己，周遭的人才有可能會被你的魅力所吸引。因此維持自我陶醉的狀態是很好的。

此外，練習廁式深蹲、做肌力訓練也能提高體力。

而且身體變輕了（實際上即使沒有變輕，也會覺得變輕），行動意願就會跟著提高。當行動意願提高時，行動的範圍也會隨之擴大，從而增加與人相遇的機會。

所以，想要改變自己的人、想要讓人生快樂的人、想要結束處男或處女生涯的人或是想要受歡迎的人，都請做廁式深蹲！

肌力訓練MEMO 如果大樓裡有正規的健身房，11人乘坐的電梯常會被6個人擠滿。

然後也要試著做下半身肌力訓練！

把思考變得積極正面，把累積的怨憤變成肌肉，讓我們來變身成為內外都充滿有魅力的人吧！

一旦做到了，邂逅就會增加。為了健康所支出的醫療費就會降低，而在以肌肉為優先考量的前提下，飲酒量也會隨之減少。

真的全都是好處。

我認為**肌力訓練擁有可以改變人生的強大力量！**

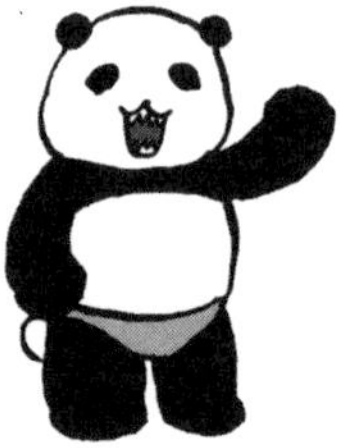

肌力訓練 MEMO

偶爾訓練員會鼓勵我說：
「試著做些讓我擔心的訓練吧！」

夜貓子勃起無力！

關於「為了提升勃起力，維持健康的生活很重要」這一點，應該大家都能夠理解才對吧！針對那些雖然都知道但實際上卻很難做到的人，我想再介紹另一項數據。

在英國某研究機關所做的一項實驗中發現，「維他命D」不足的人，其睪固酮的分泌量也很少。

雖然維他命D是一種可從海鮮類等食物攝取到的維他命，不過，它有一個和其他維他命大不相同的特點，那就是維他命D可藉由陽光中紫外線來促使人體體內自己形成。也就是說，**白天只要走在戶外，就能增加睪固酮的分泌量！**

多麼輕鬆方便啊！

到戶外散步可以轉換心情，從新的發現和新的風景獲得啟發，而且連睪

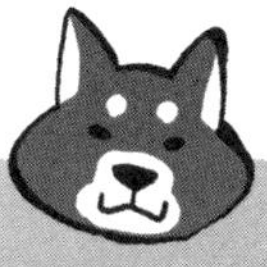

固酮都能增加分泌……在太陽高掛的白天中，要是只待在家裡的話，真的會讓人覺得很浪費！

我在《AV男優Q&A：從業界祕辛到性愛技巧，SHIMIKEN完全爆料》這本著作中有提到，在AV男優的先進當中，像是加藤鷹、巧克力球向井等，之所以有很多AV男優前輩都是皮膚黝黑的人，就是因為前述的這個原因。

以30年前AV的拍攝條件來說，機器、器材方面並不像現在這樣方便。因為拍攝前的準備和拍攝方法都很花時間，所以工作人員和演出者都要早上8點左右就先進到現場。

但是，除了體位交合外，男優幾乎沒有什麼出場的戲份。在等待上場的時候，男優為了不要發出聲響干擾到影片拍攝，所以如果說要做些什麼事好呢……好像到室外一邊曬日光浴一邊等待是最適合的。

以前那個年代不像現在有智慧型手機和攜帶式遊戲機，據說消磨時間方法就是在室外做日光浴。

也就是說偉大的前輩們，在AV正式拍攝前，都充分地用身體直接感受

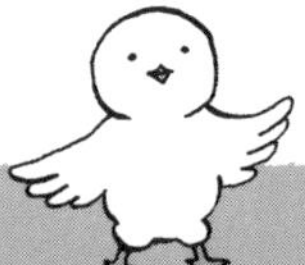

了「藉由日光浴紫外線來提升勃起力」這件事。

總覺得皮膚黝黑的男性看起來，就是閃耀著「THE 男性荷爾蒙！」光芒的感覺無誤。

然而，不曬太陽的皮膚白皙男性，維他命D容易會有不足的現象。雖然我們會把性愛之事俗稱為「夜晚的工作」，但如果一直都是過著夜貓子的生活，勃起力反而是會下降的，還請多加留意才好。

順帶一提，據說想要獲得一天所需的維他命D攝取量，如果是在晴朗的夏季，只要讓臉部與手臂每天曝曬在紫外線充足的陽光下約15分鐘就夠了。

還有一個順帶一提……說到AV男優，大家想到的打扮可能都是「皮膚黝黑、全身肌肉，還戴著金光閃閃的項鍊」。

所以如果有人那樣裝扮的話，常常會被大家說：「看起來好像AV男優！」不過，現在這個時代已經沒有「皮膚黝黑、全身肌肉，還戴著金光閃閃的項鍊」的AV男優了。不過，「皮膚黝黑的肌肉男」倒是有2~3人。

現在的AV男優，大多是外表看起來像是一般的大學生和隨處可見的大叔，所以走在街上指著「超普通」的人說：「你好像AV男優喔！」事實上才是正確的（笑）。

肌力訓練 MEMO

看到勇者鬥惡龍創世小玩家的訓練筆記，寫著「8月10日〇、8月11日△」（待續）。

因自卑感而衍生的壓力

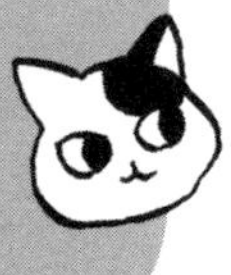

為了消除心中的壓力，**直接面對自己內心的自卑感也是很重要的**。雖然每個人的心中多多少少都會有自卑感存在，但如果一直抱著消極的情緒，內心的壓力是不會消失的。

因為我從小開始就對大便很有興趣，所以這件事一直讓我的內心存有自卑感。不論是在小學還是國中，除了比較好的朋友之外，我都不會讓人知道我有「喜歡大便」的癖好，而我就在這樣的狀況下度過了我憋屈的青春時代。

但是，當我在觀賞了大便系列的AV名作（？）「糞尿家族 ロビンソン2（糞尿家族羅賓遜2）」（V&Rプロダクツ）之後，第一次覺得自己自卑的癖好受到了肯定。我打從心底感到安心，覺得只要做自己就好。

我面對了存在自卑感背後的「自我」。

而且，其實把「人應該這樣」的觀念丟掉也沒關係。**為什麼我以前會一直那麼在意旁人的目光和面子呢!?真是愚蠢至極。自己的價值、自己的人生是由我自己決定的！讓他人決定自己的價值什麼的，真的太浪費人生了！**讓我獲得醒悟的就是大便！（笑）

在那之後我便開始以成為AV男優為目標，說來我能有現在的成就，真是多虧了「喜歡大便」這項癖好啊！

此外，還有一件讓我感到自卑的事。

那就是瘦巴巴的身體。雖然我從高中開始就一直有在練拳擊所以腹肌很精實，但因為肌肉的部分並沒有很大，所以只要一穿上衣服，總是會被女孩子說：「你看起來非常瘦弱！」、「你看起來好像快要折斷了。」

雖然我自己是覺得「把衣服脫掉的話，我就像李小龍一樣厲害咧！」，但如果為了要證明就一直脫掉衣服的話實在很蠢，而且聽起來也會像是在找藉口，所以我真的很討厭穿著衣服的時候被說身材瘦弱。

於是我在工作步上軌道的20歲那一年，便開始進行肌力訓練，之後則完全沉迷於肌力訓練的魅力中，到現在肌力訓練已經成為我生活中的一部分

肌力訓練 MEMO

通常我都會把「仰臥推舉100kg×6」之類的健身組數紀錄，寫成「有做到當天自己滿意的訓練嗎？」

了。

我成功地將自己的自卑感轉化成為契機，讓自己能和最愛的職業相遇，擁有可以樂在其中的興趣。**要讓自卑感成為壓力，或是轉化成為向前邁進的動力，全都取決於自己的一念之間。**

自卑感可以是推動自己前進的動力。

我希望對自己感到自卑的人，能夠重新面對那樣的心情。如果可以的話，將討厭自己的部分記錄在紙上，想想要怎樣做才能讓討厭變成喜歡，並請周圍的人能提供自己意見。

「自卑感的背後隱藏著真實的自我。」

這是我從自卑感中學到的教訓。

和一般世俗的常識相比，如果能更重視真實自我的話，自卑感也能變成自己的魅力。

男性也有生理期!?

當身體感到疲憊、食慾不振等身體狀況不舒服的時候，就會讓人感到焦躁並累積壓力。特別是女性，因為會有生理期的關係，所以荷爾蒙的平衡狀況無可避免地會因而改變。

在這裡我來發表一項驚人的事實吧！

事實上男性也有「生理期」！

和女性一樣，男性也會有週期性的生理期來訪。正確來說，是被稱為類似生理期的**「睪丸週期」**的生理現象。一般俗稱為「男性生理期」。

女性的生理期是指每月一次月經來訪的生理現象，骨盆會隨著生理的週期而有稍微開合的現象。由於女性荷爾蒙的作用，骨盆會反覆開合，並藉由

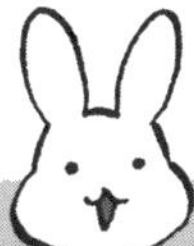

骨盆的開合促進荷爾蒙的分泌。月經來的時候，骨盆就是處於打開的狀態。

相對來說，男性雖然因為沒有子宮的關係，所以在生理期時不會有像女性那樣排出經血的狀況，但是據說還是會和女性一樣有骨盆開合的現象。而開合的週期是4週，也就是每月會有一次的生理期來訪，這也和女性相同。

在骨盆打開的低潮期時，情緒會變得不穩定、精力也會衰退。相反地，當骨盆閉合的高潮期時，則會變得精神飽滿、精力旺盛。因此，當男人說「最近有點慾火焚身」或是「沒什麼性致」的時候，就是受到男性生理期的影響吧。

當然症狀顯現的程度會因人而異，雖然也有人是完全不會有任何症狀，但如果是會定期地被不明的疲勞感和無力感侵襲的男性，說不定就是因為男性生理期所導致的。

我在得知了這項事實後，會如魚得水般地用「我今天沒有幹勁是因為男性生理期！受荷爾蒙平衡的影響，沒辦法！」這樣的話，把不順心或是不好的事情全部推給男性生理期（笑）。

如此一來，心情變得爽快多了。

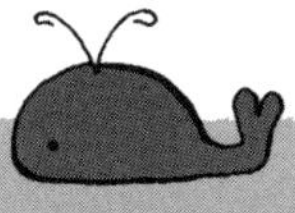

原來人在知道原因後，所有的不安都會消失。

當各位遇到不順心、提不起勁的狀況時，「這是男性生理期的錯吧！是這樣的吧！」就這樣全都怪在妖怪身上……喔，不，是怪到男性生理期的錯，把煩悶都趕走吧！（如果很清楚感到煩悶的原因時，就不能怪罪男性生理期了喔！）

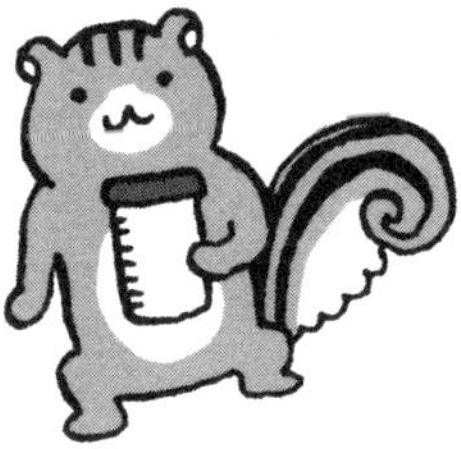

肌力訓練MEMO 蛋白質1公克要20日圓的概念。

不用的功能會衰退嗎!?
我建議自慰

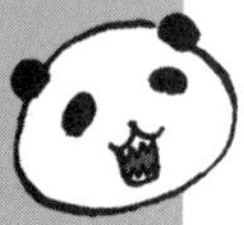

我曾經聽過人有「食慾」、「睡眠慾」、「性慾」這3大慾望。

這是本能的慾望，如果得不到滿足的話就會累積壓力。就像餓肚子和睡眠不足會造成精神和肉體上的壓力那樣，要是性慾沒有被滿足到，也有可能會成為壓力的主因。

我們每天會為了吃飯和睡覺，而把性慾的滿足往後延。不過說是這樣說，要是沒有對象的話，也無法做愛滿足性慾就是了。

也因此，**才會有自慰的存在**。雖然有些人會覺得讓自己高潮這件事很邪惡，但實際上這並不是件邪惡的事。我們應該要多多自慰才是。

我每天都會射精。

有時候是做愛的時候射精，有時候是自慰的時候射精，每天最少兩次。

有些「禁自慰派」的人認為「應減少射精的次數，才能保存精力變強壯」，但是我的想法不同。

這件事是我親耳聽到的。

有位活躍於第一線的AV男優，因為各種原因引退並轉換跑道從事其他工作，忙到3個月內都完全無法做愛和自慰。

等工作終於告一段落打算射精的時候，引以為傲的老二卻變小，精子量也減少，據說他本人感到「相當丟臉」。

總之，生殖功能就如同運動功能和心肺功能一樣，閒置不用的話也是會衰退的！**如果不斷持續地抑制著性慾，性慾會逐漸衰退。**因為如果性慾一直處於高點就會不斷累積壓力，這是身體在沒有滿足性慾的狀態下所調適出來的結果。

性慾衰退這件事代表睪固酮的分泌會減少，而精力和勃起力也會下降。積極地做愛和自慰才能延長雄性生物的壽命！我對此深信不已。

「性慾」從字面上來看，可以理解成「『心生』活力的『慾』望」。而事實也確實是如此。

肌力訓練MEMO

耶誕節也好，元旦也罷，聚在健身房裡的都是那些平常就很熟悉的面孔。

在日本電視節目上常常可以看到那些長壽的老爺爺很多都是色瞇瞇的，而且開起黃腔的時候還特別有活力！（笑）

有性慾，人生才會快樂！

為了不要讓性慾降低，我強烈建議自慰和做廁式深蹲！(^0^)

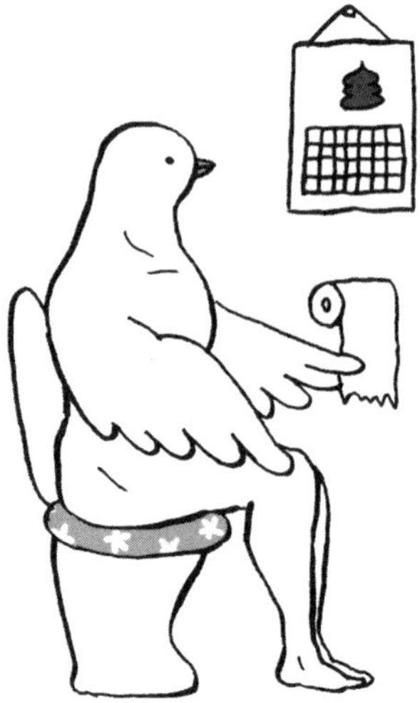

肌力訓練MEMO

因為日文諧音的關係，健身房的置物櫃我會使用072號。其他還有019、043、069、093等等。（072＝自慰、019＝高潮、043＝OSHIMI，就是我、069＝69式、093＝太太）

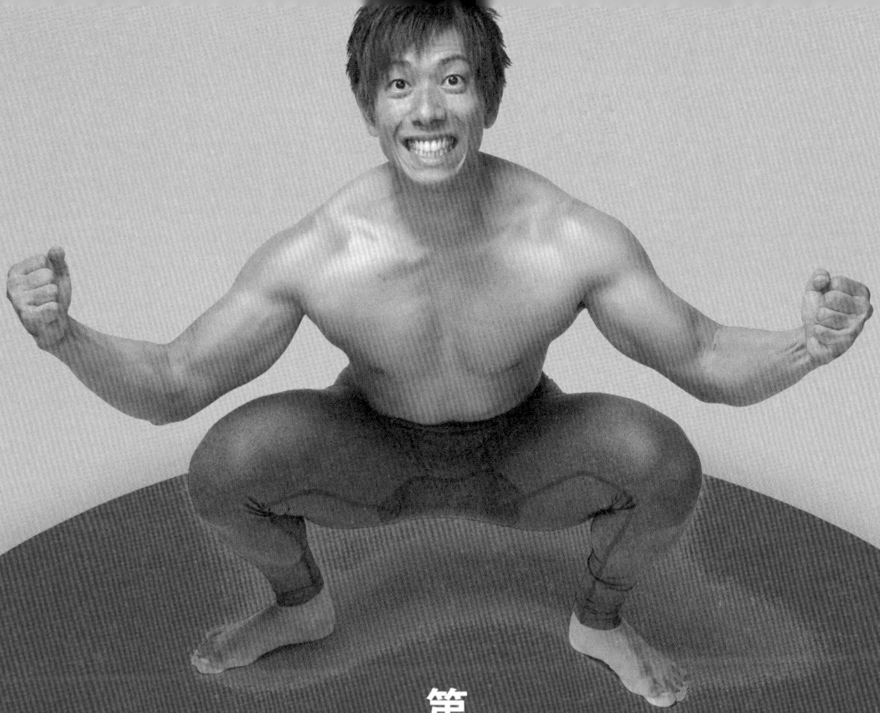

第3章

SHIMIKEN流！提升勃起力的肌力訓練

提高肌力訓練效果的重點

接下來要開始來**介紹**由我本人親自推薦的**「提升勃起力的肌力訓練」**。

每一個項目都是可以自己在家中輕鬆做到的訓練，連覺得自己「不擅長運動～」的人也不會有問題。

基本上，每個項目都要做8～10次×3組。因為只做1組的話，會無法有效鍛鍊到肌肉，所以請努力地做到3組吧！

不過，如果有些日子真的覺得好麻煩……的時候，只做「**1次×1組**」（總之只有1次！）也是勉強可以接受，所以請持之以恆地訓練下去。\(’▽’)/

雖然每組動作間的休息時間愈短，訓練的負荷強度就會愈高，但基本上請維持在30秒～1分鐘之間。

然後，請記住**肌力訓練最重要的是要以「正確的姿勢」來進行**。

為了學會正確的姿勢，必須需從頭開始理解哪些項目可以鍛鍊到哪些部

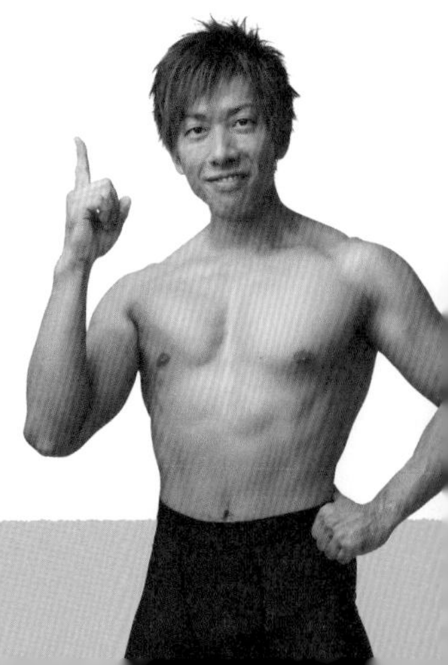

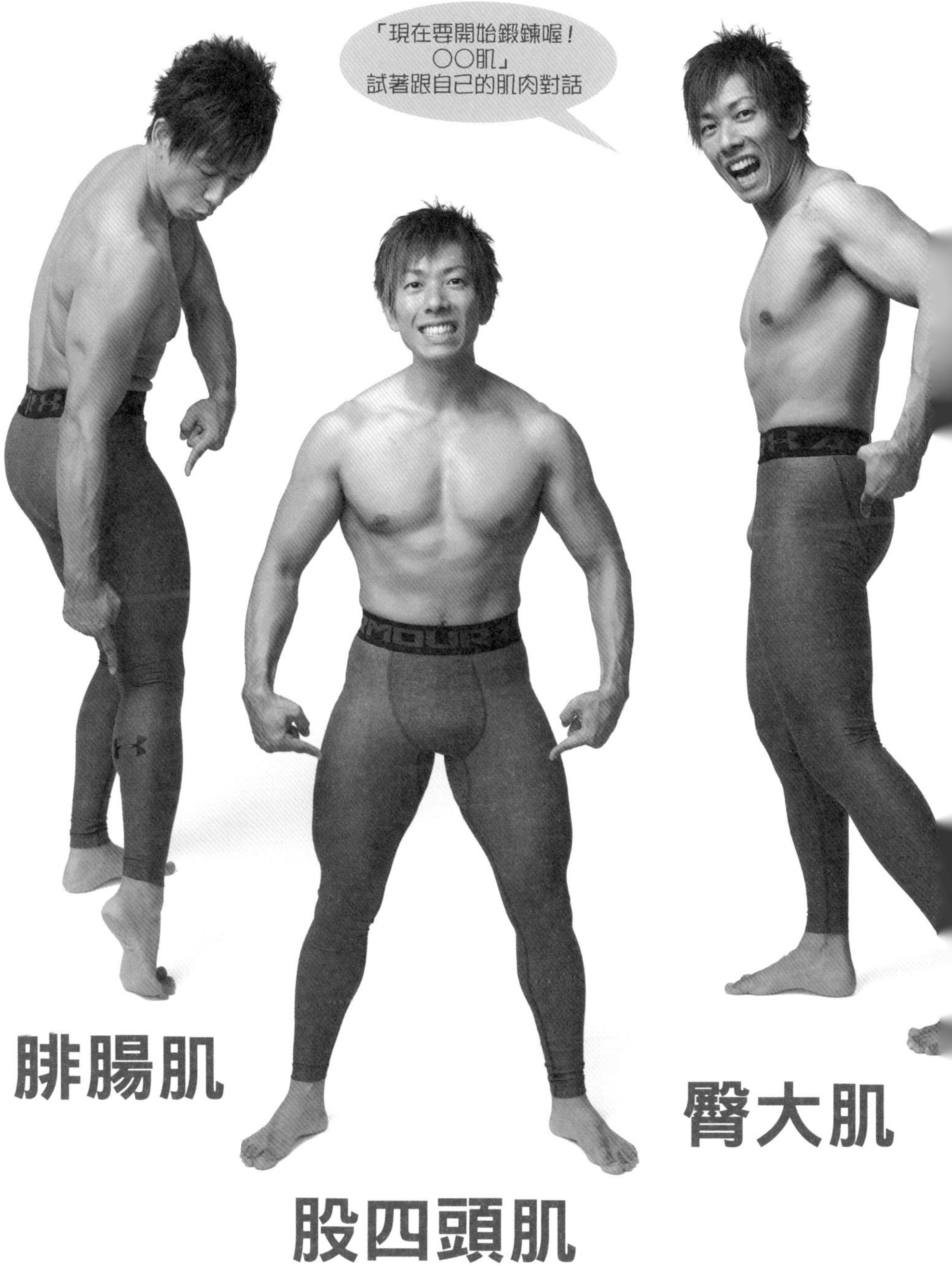
「現在要開始鍛鍊喔！
〇〇肌」
試著跟自己的肌肉對話
腓腸肌
臀大肌
股四頭肌

肌力訓練MEMO 夏天的更衣室的鏡子被健美肌肉男占據了。

分的肌肉，並且盡可能地先和要鍛鍊的部位進行對話：**「現在開始要鍛鍊喔！〇〇肌。」**這樣才容易有效果（這是真的!!）。

此外，進行肌力訓練時，要將負重強度提升到一定的程度（挑戰極限）也是很重要的。

毫無疑問的，想藉由輕鬆的訓練來獲得高度的效果是不可能的。付出的努力有多少才能獲得對等的效果，這就是肌力訓練。

雖然一開始不需要太過勉強，但是在養成肌力訓練的習慣、想要有所突破時，就用提高負重或是縮短休息時間等方式，來好好鍛鍊肌肉吧。

除了肌肉鍛鍊的效果會愈來愈大之外，也能夠促進睪固酮的分泌。

這麼一來，不論是勃起力或是性慾都能確實提高喔！

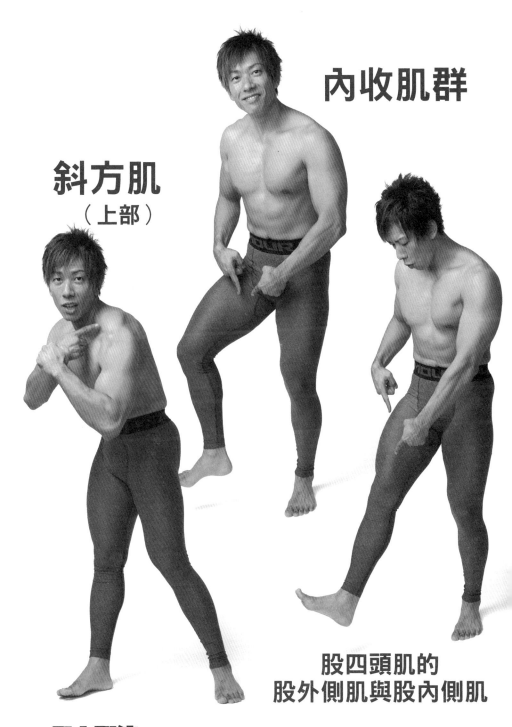

肌力訓練 MEMO 在健身房裡，女性全都看起來色色的。

靜態廁式深蹲

一邊深蹲伸展臀部的臀大肌，
一邊鍛鍊分布於骨盆底的肌肉群。
蹲到底後不藉助手的支撐慢慢站起來為一組動作。

目標
60秒

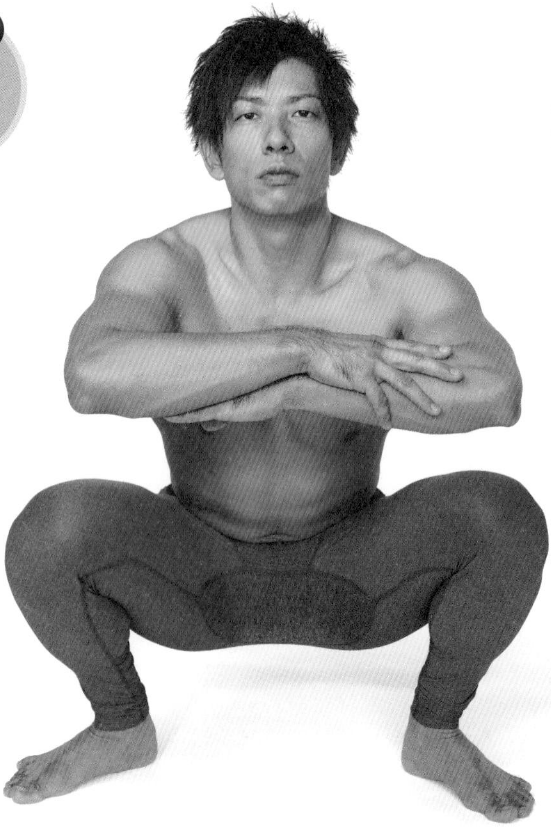

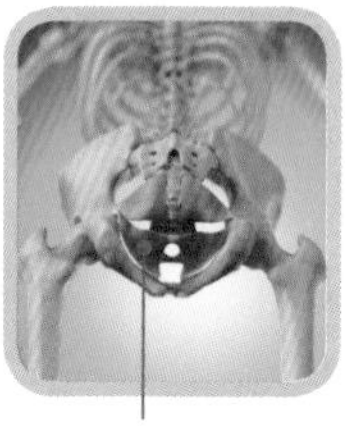

骨盆底肌群

1 雙腳張開與肩同寬站立，以腳跟著地的狀態往下蹲。
腳尖和膝蓋要朝向外側張開。

變化

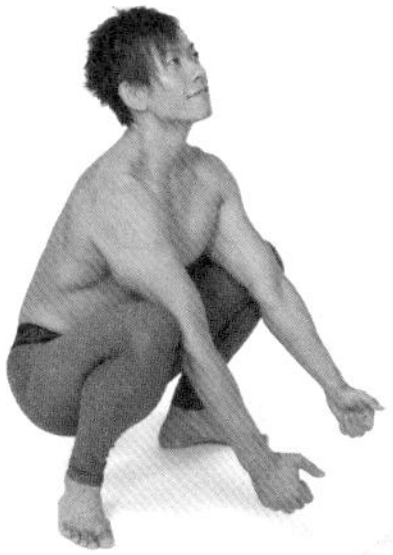

藉由手臂保持平衡

如果身體無法保持穩定會往後倒的話，可將雙手往前伸保持平衡。腳踝僵硬的人可以先從這個姿勢開始，增加腳踝的柔軟度。

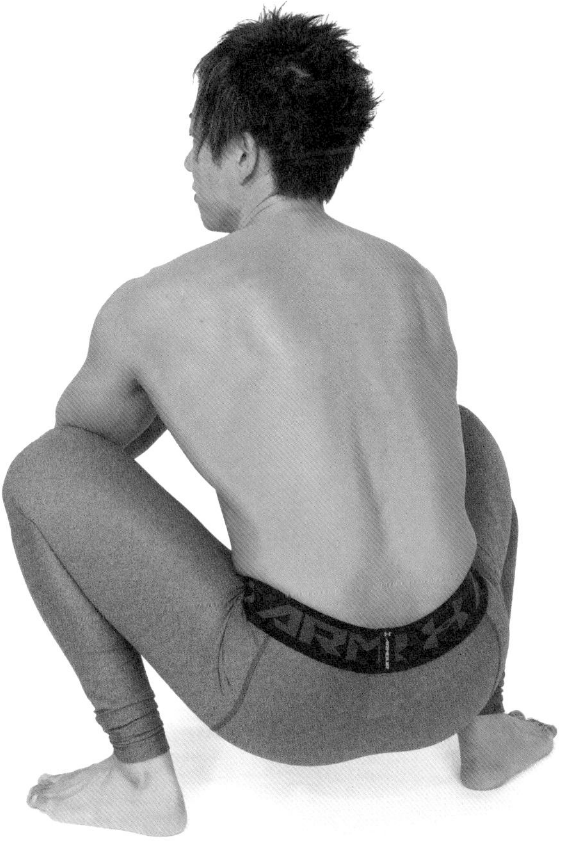

不藉助手的支撐站起來的姿勢請參照P72

2 以腳跟著地的狀態，將重心放在腳跟讓臀部往下蹲到底。如果重心擺在腳尖則無法鍛鍊到骨盆底肌群。

鍛鍊臀部強化男性的性能力

動態廁式深蹲

連續進行「廁式深蹲↔站起來」的深蹲動作。
藉由將重心放腳跟站起來的動作，
可鍛鍊到臀部這個男性性能力象徵部位的臀大肌。

目標
10下×
3組

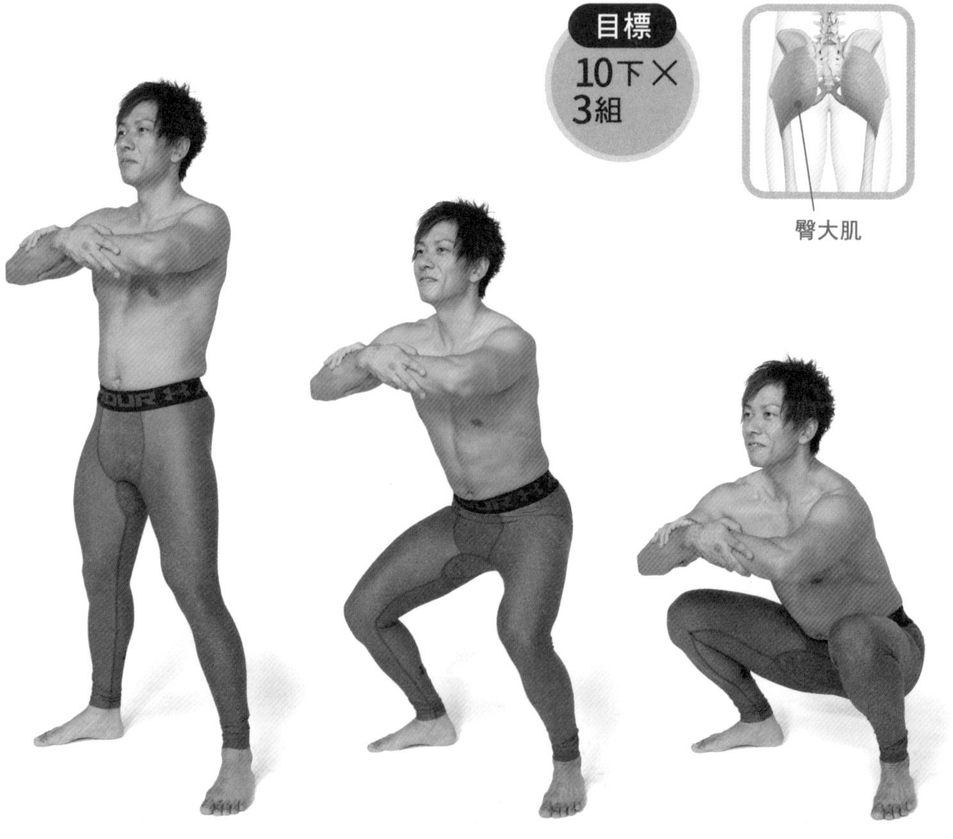

1 雙腳張開與肩同寬站立，以腳跟著地的狀態，
將重心放腳跟往下蹲到廁式深蹲的程度。

變化

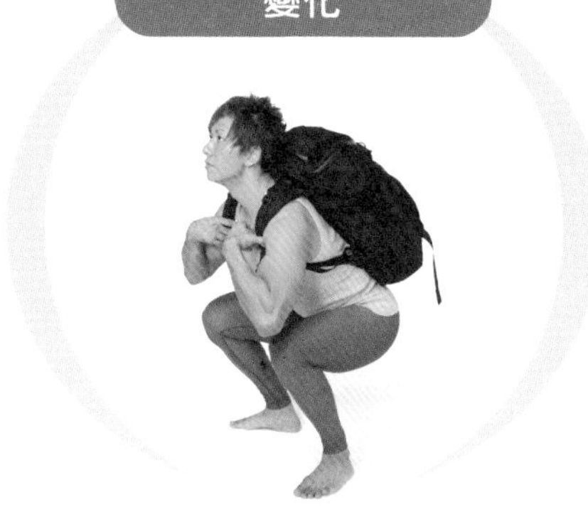

用後背包增加負重

想要再稍微加強負重來鍛鍊的人，只要背著放入雜誌等增加重量的後背包就能增加負重。

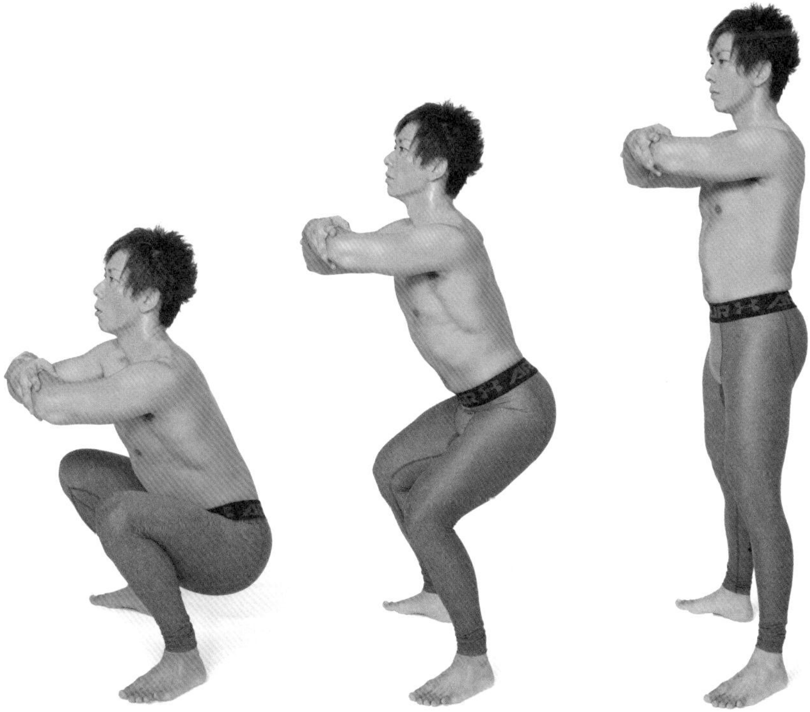

2 重心放在腳跟，慢慢地從廁式深蹲的姿勢往上站起來。
到完全站起前腳跟都要保持著地。等完全站起後再回到❶的姿勢。

鍛鍊大腿前側肌肉增加睪固酮分泌

單腳深蹲

將重心放腳尖，讓臀部往下沉再往上抬的深蹲。
促進能提升勃起力的睪固酮分泌。
主要是藉由訓練大腿前側的股四頭肌來鍛鍊下半身。

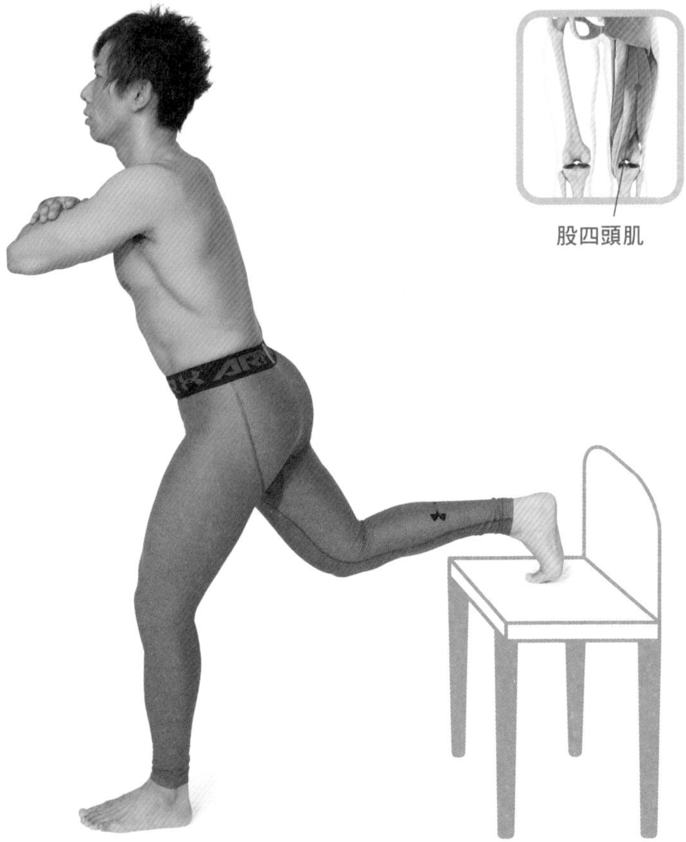

目標
10下×3組

1 站在椅子前方挺直背部肌肉，單腳往後抬起，讓腳尖放椅面上。將重心放在前腳的腳尖，膝蓋微彎。

變化

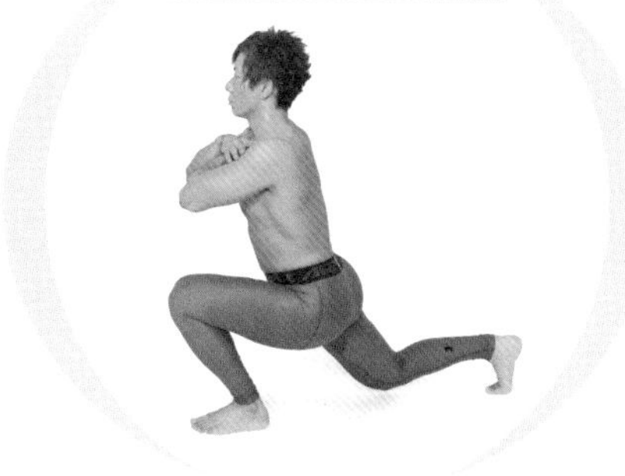

不使用椅子訓練

腿部肌力較弱的人，可以拿掉椅子讓後腳的腳尖著地以減輕負重。將重心放在前腳腳尖等動作基本上都相同。

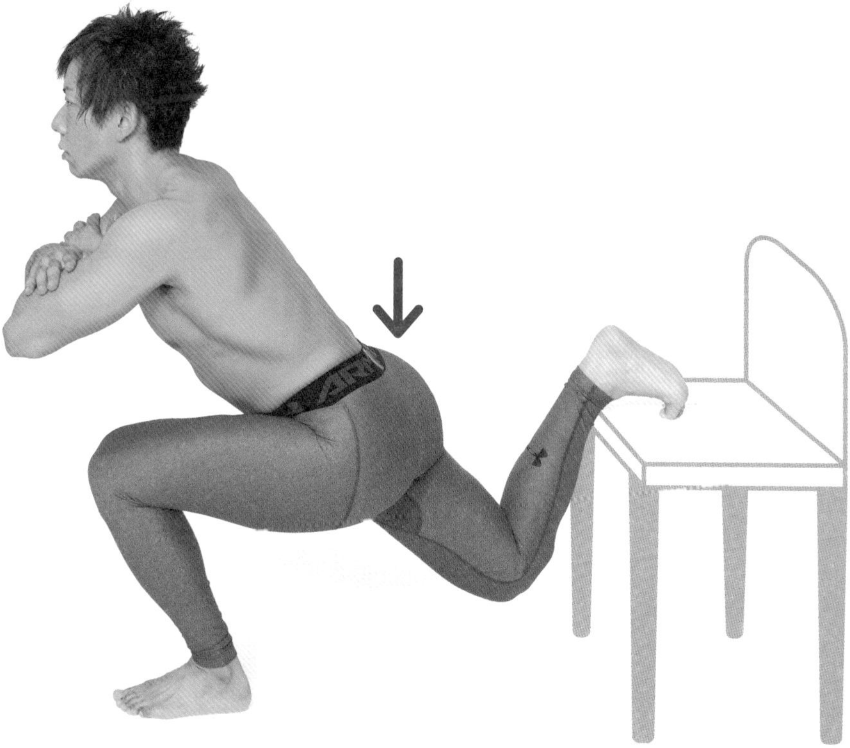

2 重心放在腳尖，彎曲前腳的膝蓋讓臀部往下沉。
接著持續將重心放在腳尖，慢慢讓臀部往上抬高回到❶的姿勢。

單腳提臀

重心放在腳跟，透過抬起臀部的動作，
強力鍛鍊大腿後側的大腿後肌。
可促進下半身的血液循環，同時活化荷爾蒙的供給。

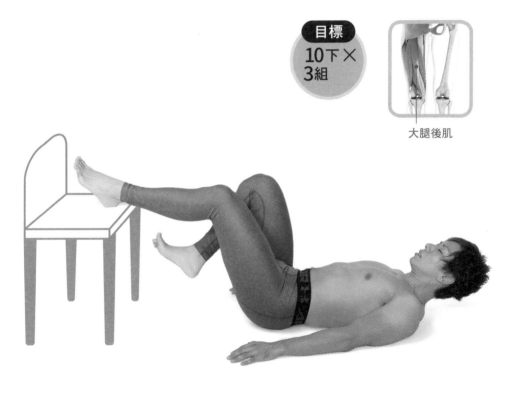

目標
10下×3組

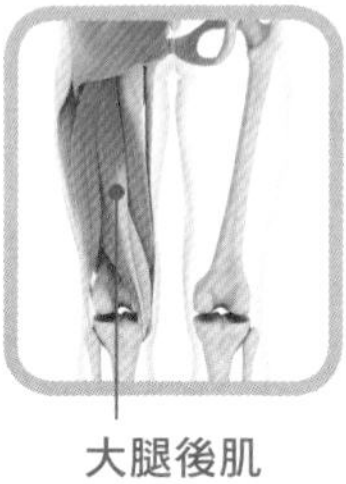

1 仰躺後將單腳腳跟放在椅面上。膝蓋微彎，
將重心放到椅面上的腳跟，臀部稍微離開地面。

變化

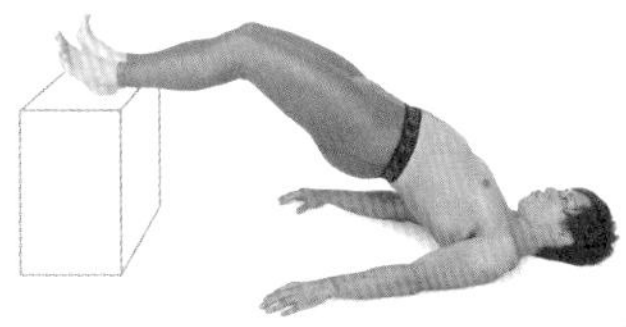

把雙腳跟都放到椅面上

腿部肌力較弱的人，可以把雙腳的腳跟都放到椅面上來降低負重。將重心放在腳跟、抬高臀部的動作都和單腳時相同。

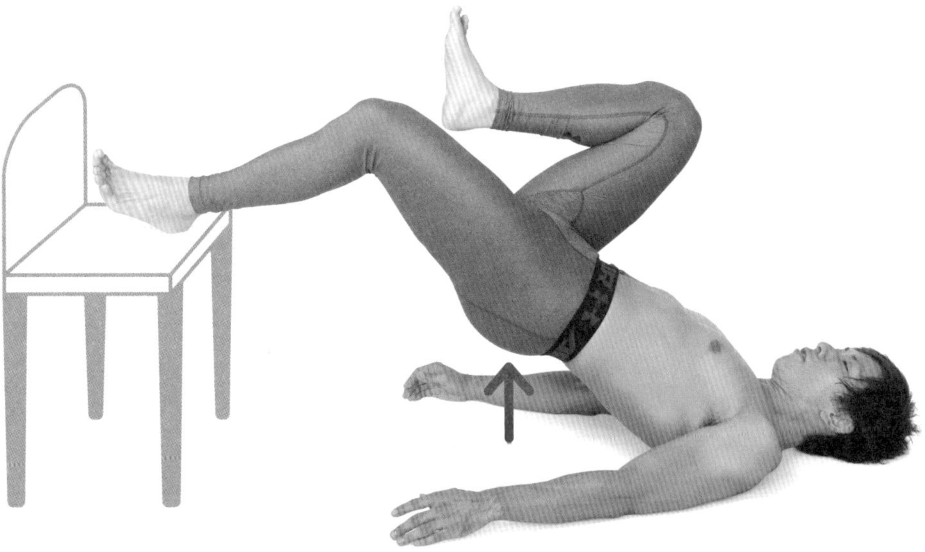

2 重心放在腳跟，抬高臀部直到背部打直。
如果椅面太硬會覺得不舒服的話，可以鋪上毛巾、坐墊或抱枕。

橋式

維持臀部往上抬高動作的瑜伽姿勢，
可鍛鍊到臀部的臀大肌，以及緊實骨盆底肌群。
同時進行著多個可提升勃起力的動作。

目標
30秒×
2組

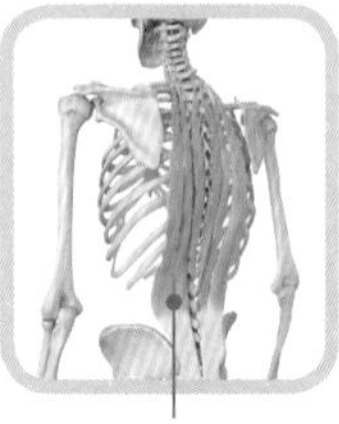

豎脊肌

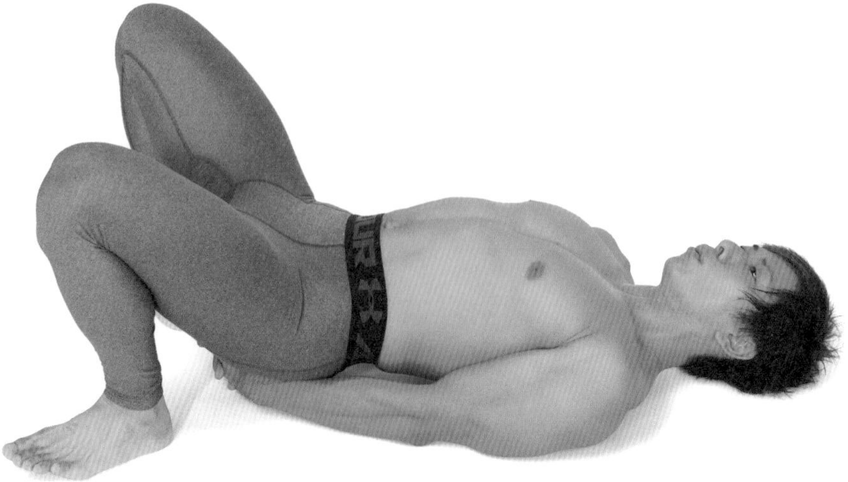

1 仰躺後抬高臀部，雙手交握於背後。
伸直交握的雙手，讓兩側的肩胛骨向內收，充分地擴胸。

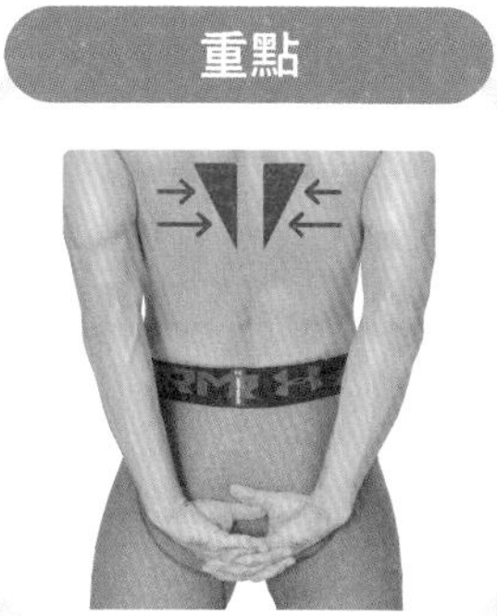

伸直交握的雙手

只要伸直交握在背後的雙手，肩胛骨就會閉合並且能充分地擴胸。肩胛骨只要往內收，就會牽動豎脊肌讓背部容易做出反弓的動作。

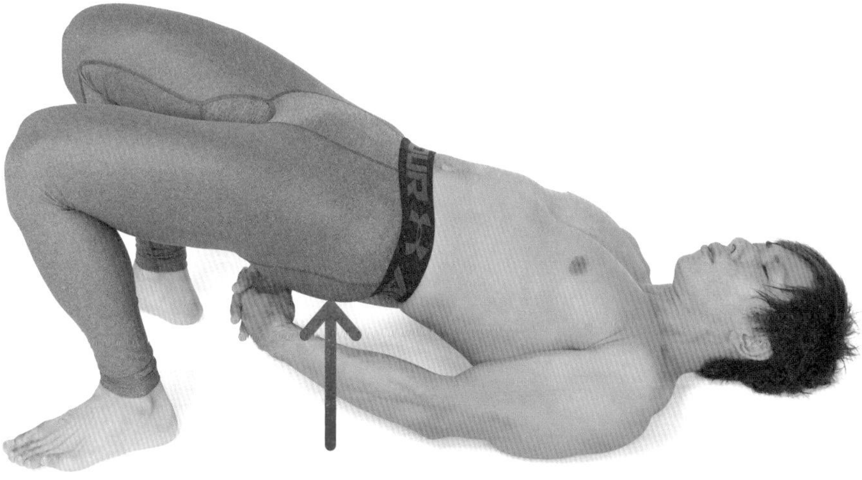

2 在擴胸的狀態下將重心放在腳跟，臀部抬高到上半身呈現反弓狀態。然後保持這樣的維持不動。

鍛鍊大腿內側促進與胯下之間的血液循環

大腿內側（單人）

以「雙腳往內夾抵抗往外撐開雙腳的手臂力量」的動作，
充分鍛鍊以內收長肌為主的大腿內側內收肌群。
藉由刺激內收肌群促進與睪丸和陰莖之間的血液循環。

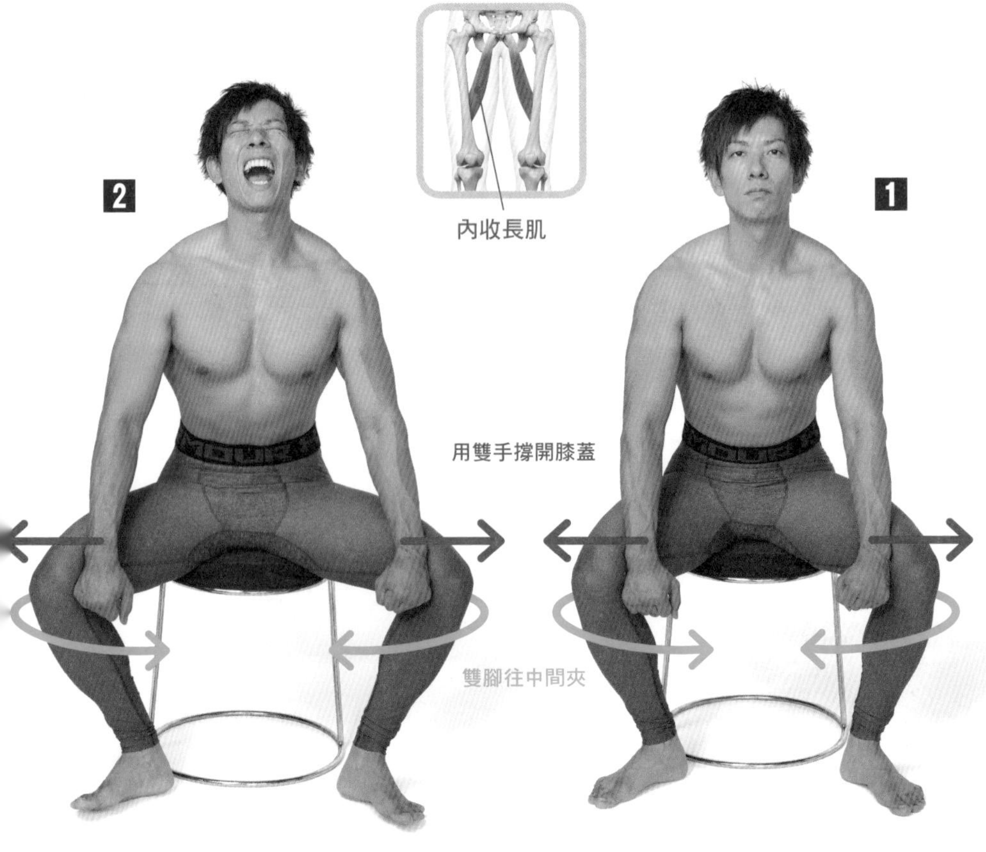

1 坐在椅子上雙腳打開，左右手分別抵在左右膝蓋的內側。
接著用手臂的力量把腳往外撐開。

目標
10下×
3組

重點

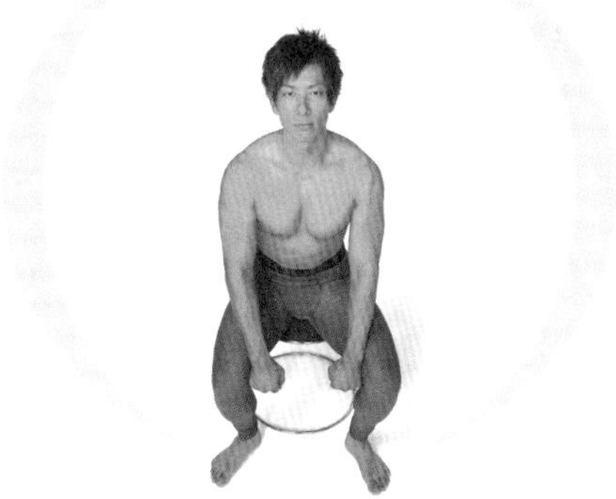

雙腳持續用力

以手臂力量將內夾的雙腳往外撐開時，雙腳也要不斷施力對抗手臂的力量持續往內夾。透過雙腳內夾的動作，可以鍛鍊強化內收肌群。

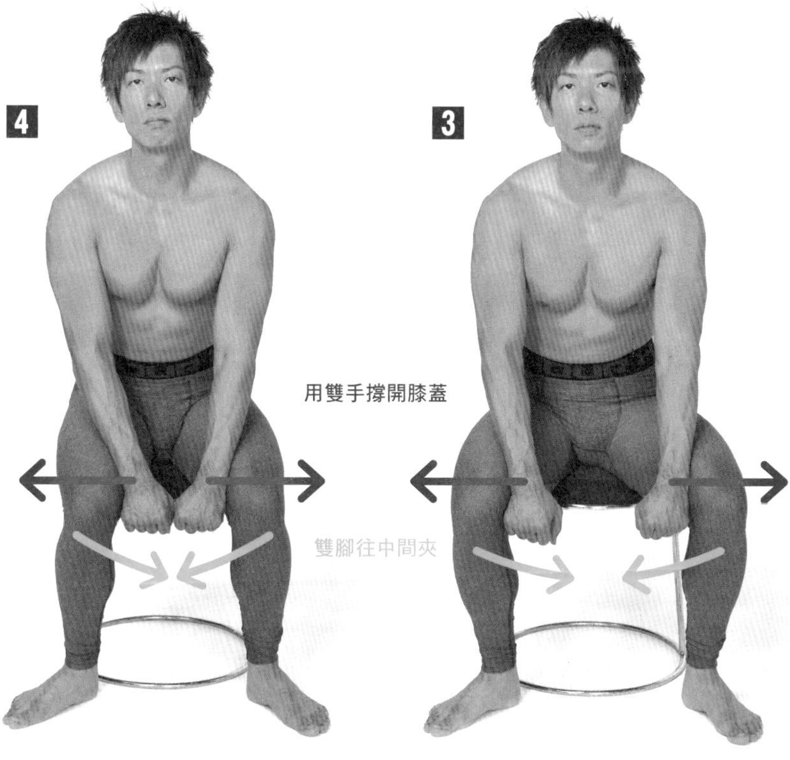

2 雙腳一邊抵抗往外撐開的手臂力量，一邊往內夾。
夾起來後再一邊抵抗雙手力量，一邊打開雙腳回到**1**的姿勢。

大腿內側（雙人）

以「雙腳往內夾抵抗搭檔撐開雙腳的力量」的動作，
充分鍛鍊以內收長肌為主的大腿內側內收肌群。
負重量比使用自己的手臂力氣更高，可強力鍛鍊到內收肌群。

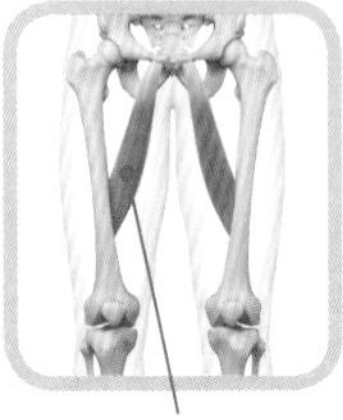

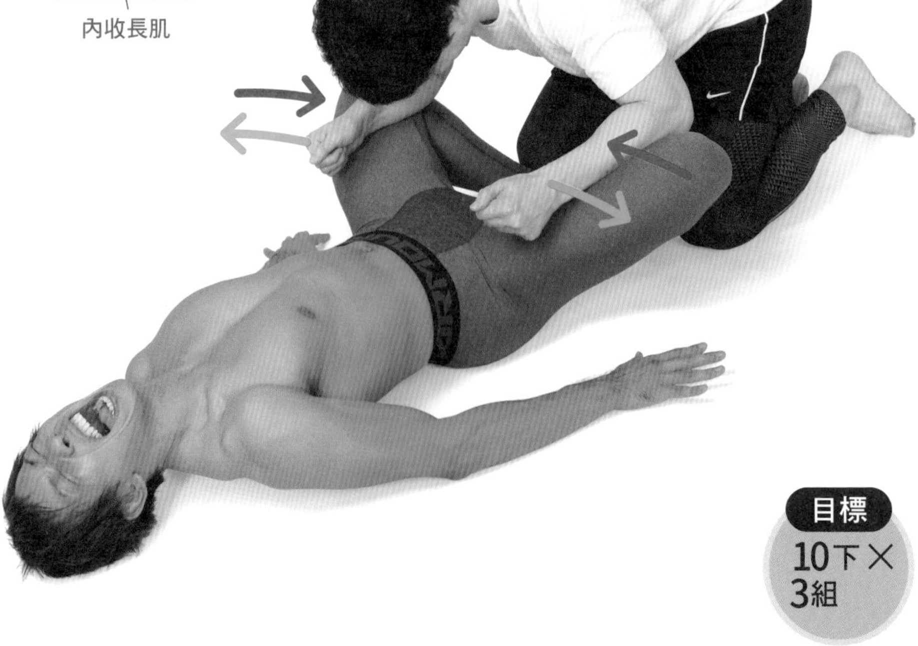

目標
10下×3組

1 從仰躺、雙腳張開的姿勢開始，請搭檔將前手臂抵在大腿內側的下部，用手臂的力量將腳大幅度地撐開。

重點

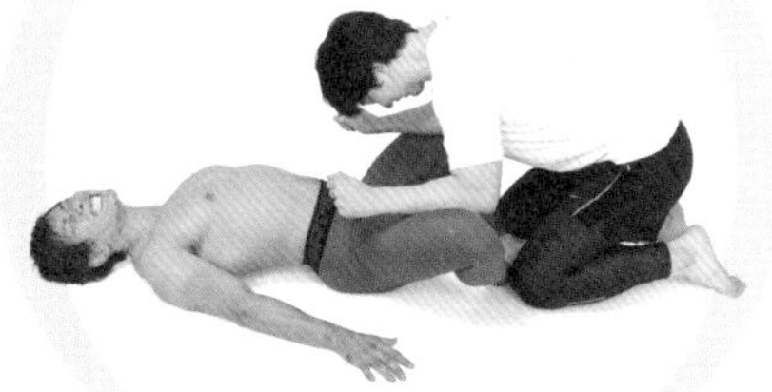

大幅度地撐開雙腳

雙人進行時，更能夠大幅度地撐開雙腳。因為肌肉在用力伸展的狀態下，能受到強力的鍛鍊，所以要請搭檔盡量撐開自己的雙腳以伸展內收肌群。

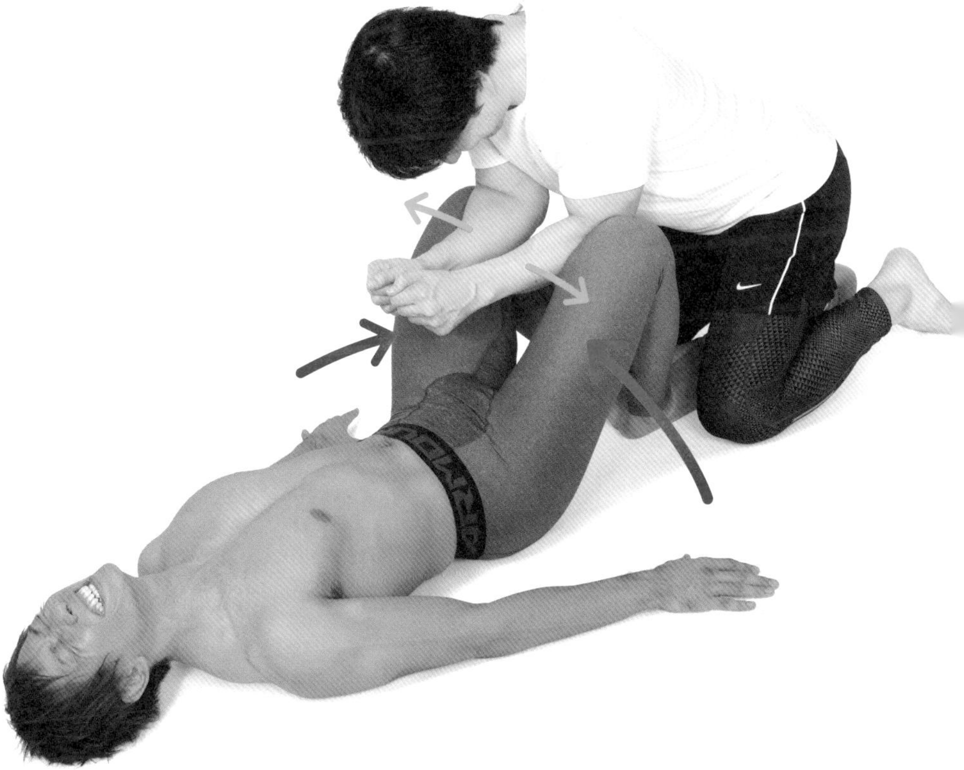

2 雙腳一邊抵抗搭檔撐開雙腳的力量，一邊往內夾。
夾起來後再一邊抵抗雙手力量，
一邊打開雙腳回到❶的姿勢。

鍛鍊小腿預防下半身的血液循環不良

站姿提踵

藉由伸展背側的動作鍛鍊小腿的肌肉。
小腿僵硬的話，下半身的血液循環會變差，
荷爾蒙的供給量也會降低，宜多加留意。

目標
10下×
3組

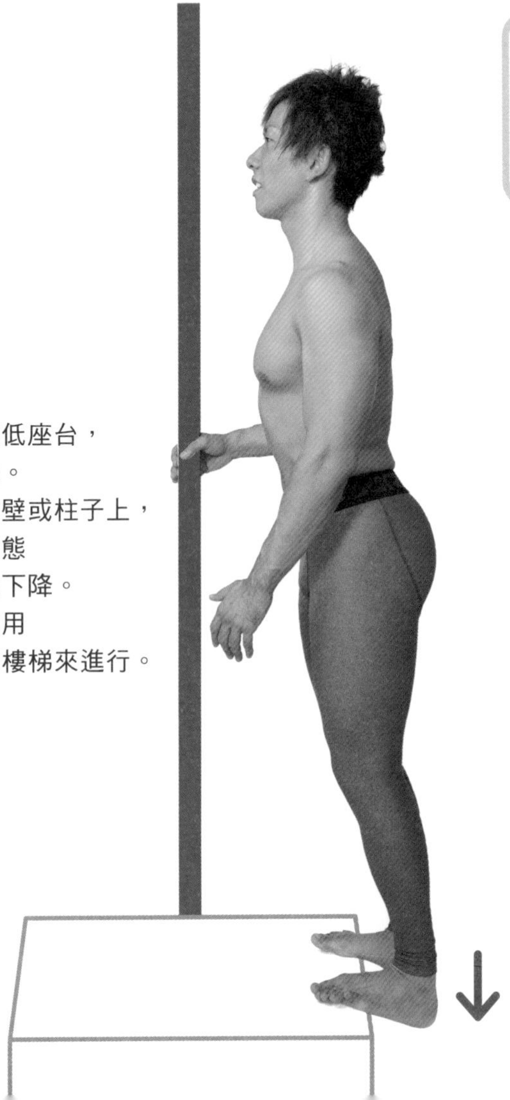

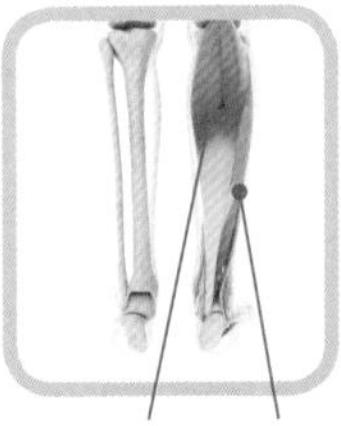

1

在牆壁前放一個低座台，
雙腳腳尖踩上去。
接著將手扶在牆壁或柱子上，
以膝蓋挺直的狀態
讓後腳跟大幅往下降。
在家裡也可以利用
玄關的高低差或樓梯來進行。

變化

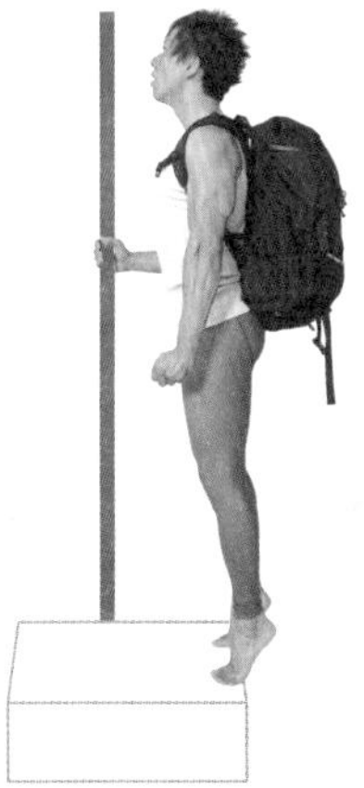

用後背包增加負重

想要再稍微加強負重來鍛鍊的人，只要背著放入雜誌等增加重量的後背包就能增加負重。單腳進行也可以提高負重。

2

以膝蓋挺直的狀態
踮起腳尖，
讓腳跟往上抬高。
只靠腳踝的動作
來讓身體往上踮起。

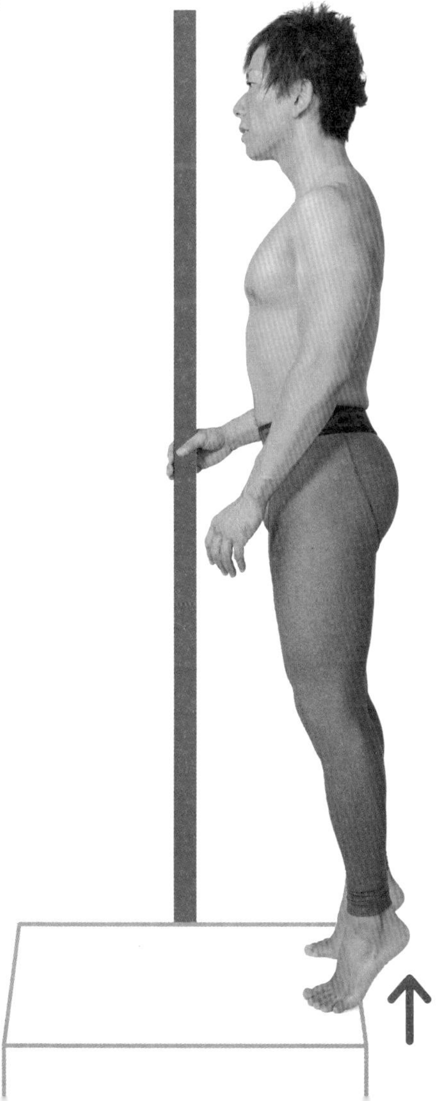

鍛鍊頸根部增加睪固酮

聳肩運動

透過聳肩的動作鍛鍊位於頸根部的斜方肌上部。
斜方肌從頸部開始擴展到肩、背部，是在上半身的肌肉中
擁有最多促進睪固酮分泌受體的肌肉。

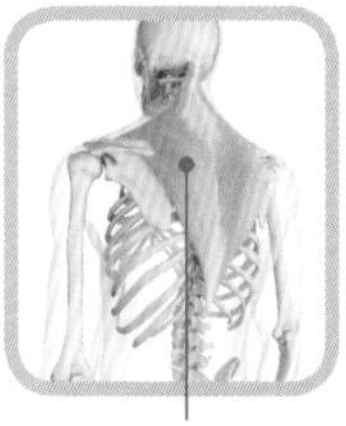

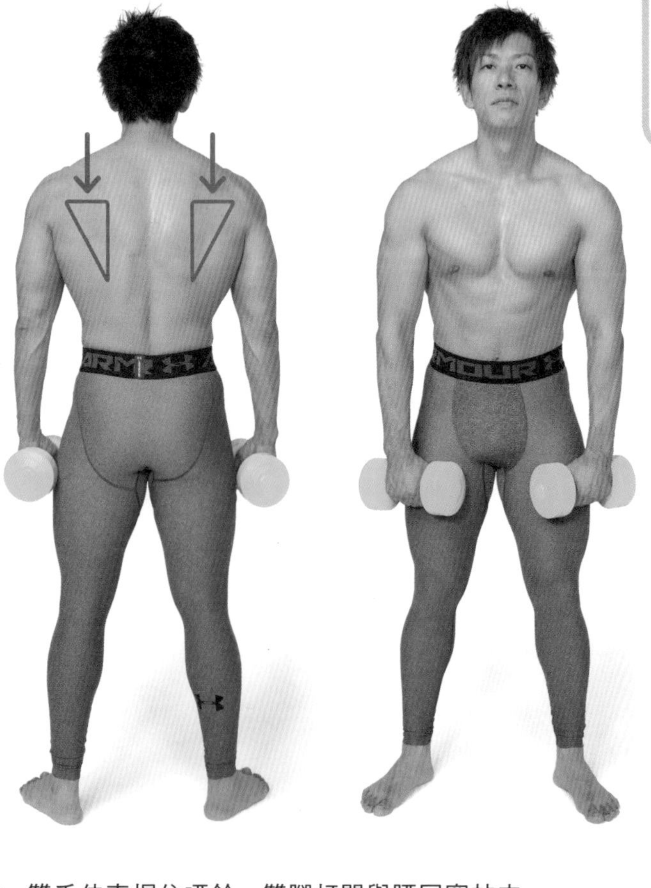

1 雙手伸直握住啞鈴，雙腳打開與腰同寬站立。
藉由啞鈴的重量讓肩胛骨呈現下降的狀態。

變化

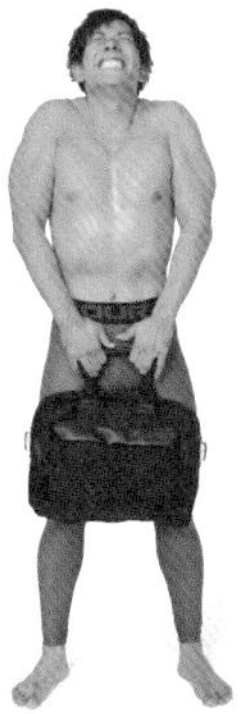

使用公事包或包包

家中沒有啞鈴的人，也可用雙手抓握放入雜誌等增加重量的包包進行動作。這時候也要挺直背部再聳起肩膀。

目標

10下×3組

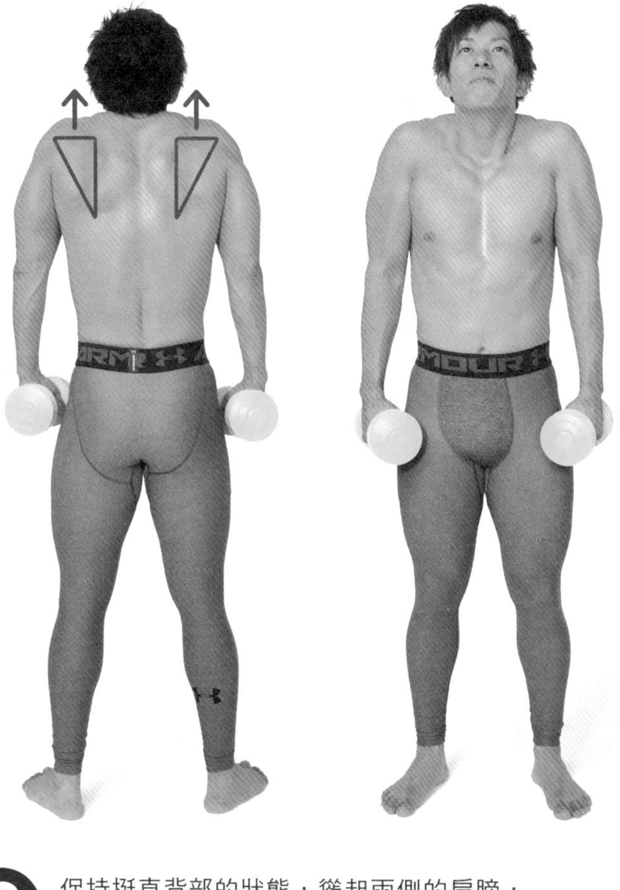

2 保持挺直背部的狀態，聳起兩側的肩膀，
讓肩胛骨往上提。頭部往後仰收縮斜方肌。

透過胸式深呼吸，預防疲勞和壓力的累積

深呼吸

擴胸讓胸廓舒展開，讓空氣吸入胸廓中的肺部。
提供給大腦和體內的細胞充足的氧氣，
能有效地預防因缺氧所造成的疲勞和壓力累積。

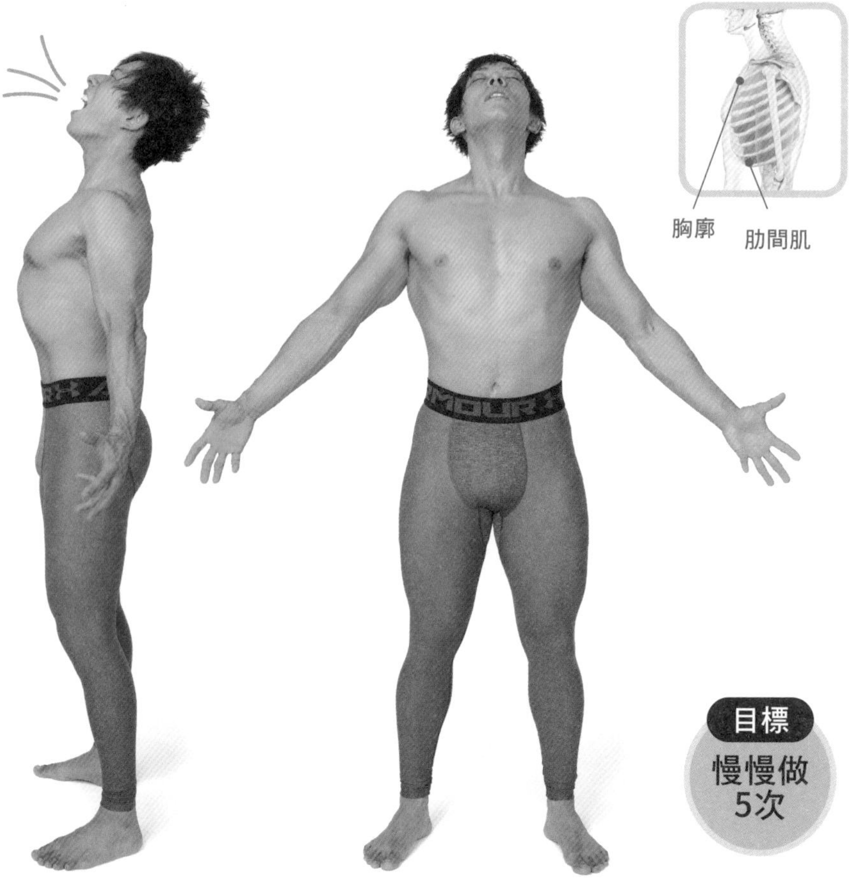

目標
慢慢做
5次

1 一邊大幅度地展開雙臂，一邊挺直背部打開胸口，
慢慢地吸入大量的空氣。

重點

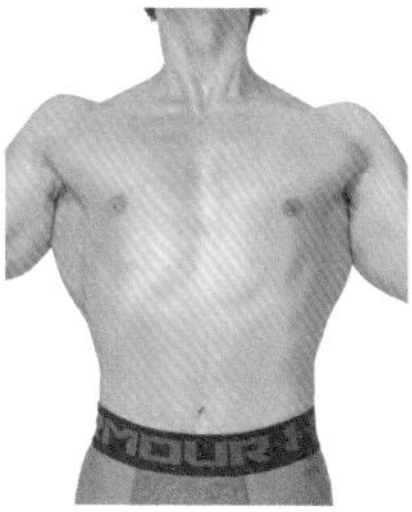

大幅度地擴展胸廓

這裡做的不是吸氣後腹部膨脹的腹式呼吸，而是以胸式呼吸來擴展胸廓以及肋骨和肋骨之間。擴胸運動也能讓皮質醇的分泌量減少。

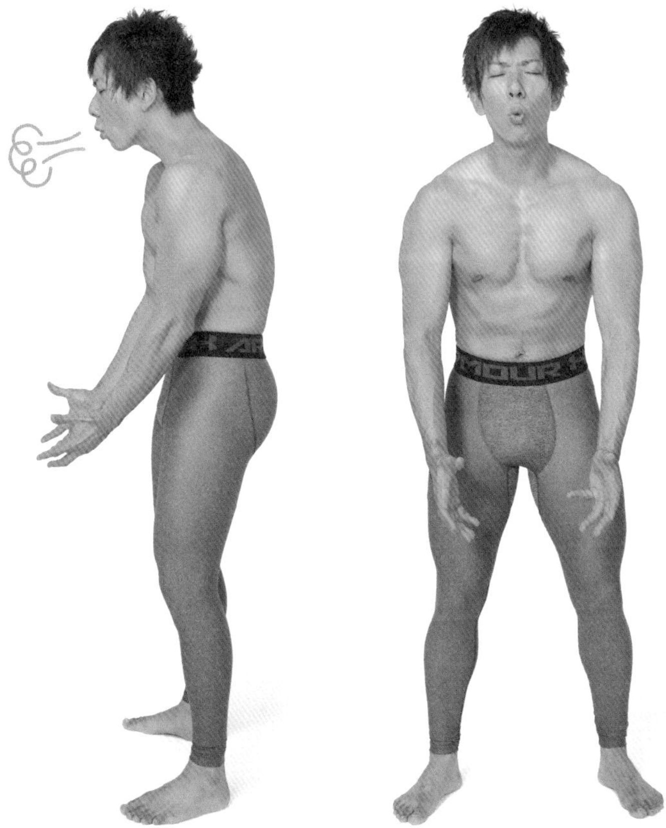

2 一邊以頭部位置為起點讓背部拱起，一邊大口吐氣。透過拱背的動作來讓胸廓收縮，將空氣完全吐出。

高舉雙手萬歲，以預防＆緩和肩膀僵硬

連續萬歲手勢

反覆高舉雙手萬歲的動作，放鬆包覆肩膀的
三角肌和肩胛骨周圍的小肌肉，
預防＆緩和與壓力有關的肩膀僵硬。

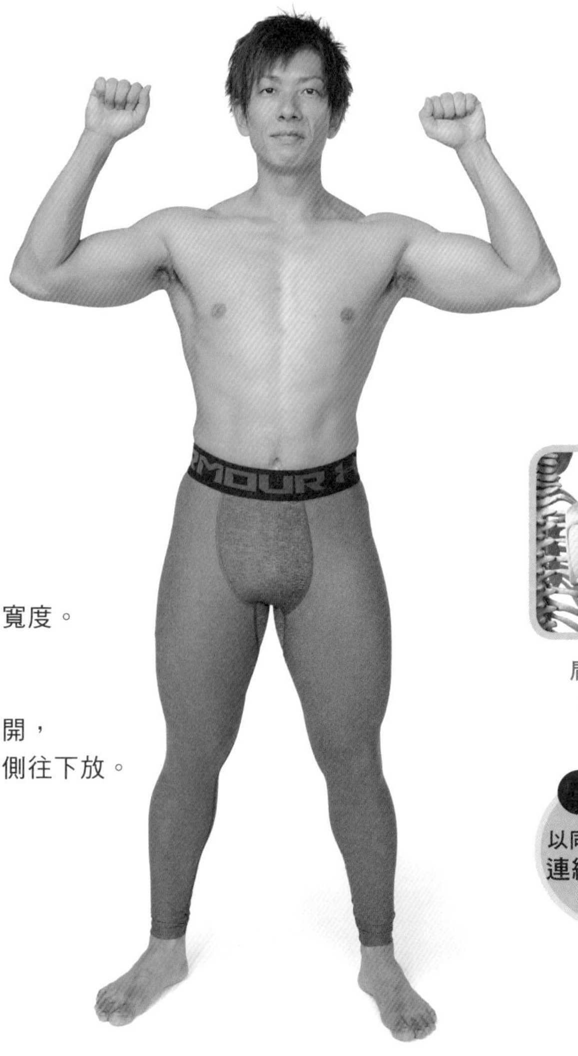

1

雙腳站開到
大約腰部的寬度。
手輕握拳，
手掌向前，
雙手手肘張開，
在身體的兩側往下放。

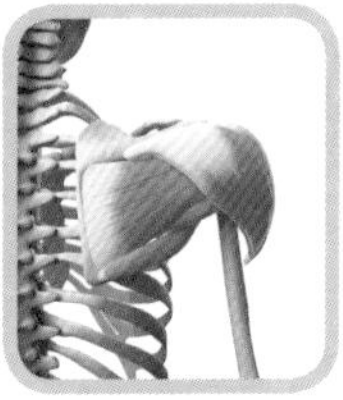

肩膀周圍
的肌肉

目標

以同樣的節奏
連續做20次

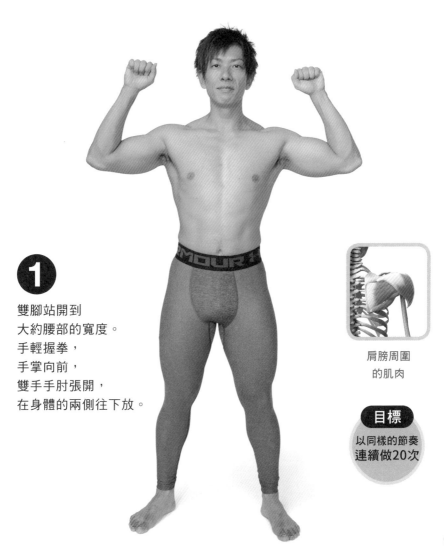

重點

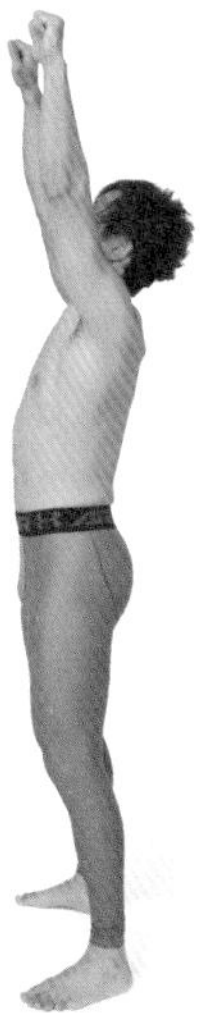

手掌向前

以手掌向前的狀態將手臂往上舉，可以同時活動到肩關節和肩胛骨，因此肩膀的三角肌和肩胛骨周圍的肌肉能被同時伸展到。

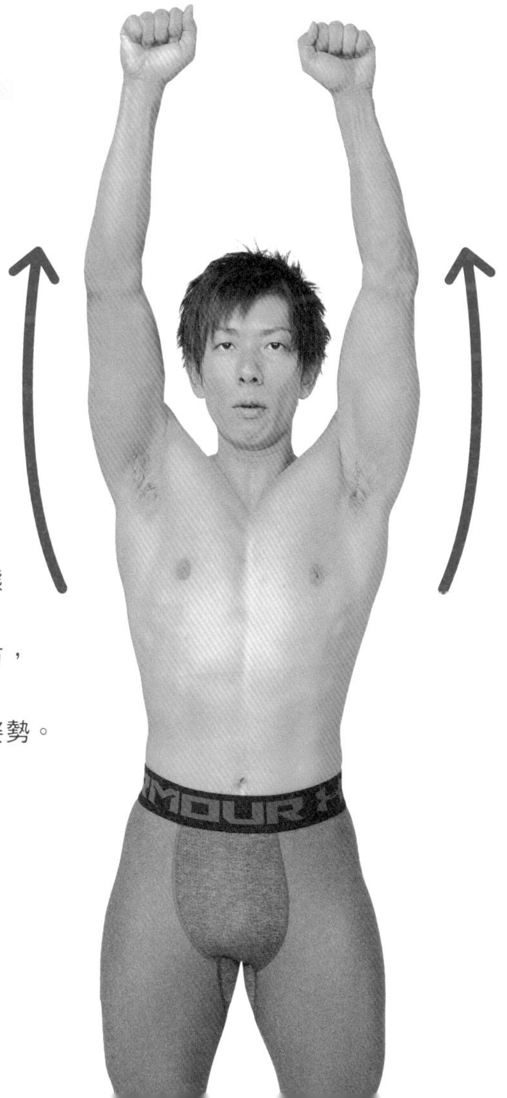

❷

以手掌向前的狀態
將兩隻手臂
往上舉到頭部上方，
擺出萬歲的姿勢。
然後再回到❶的姿勢。

刺激末稍的神經＆肌肉

連續做出石頭、布的動作

反覆做出握拳、張開的運動，
可刺激末稍的神經和肌肉，是個很簡單的訓練。
起床後做這個動作能有效喚醒還沒清醒的大腦和身體。

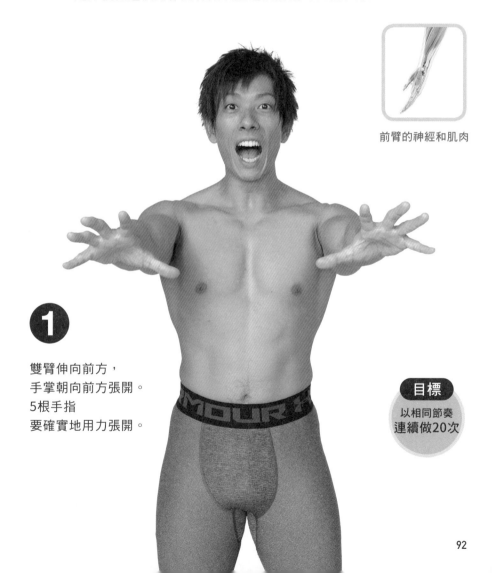

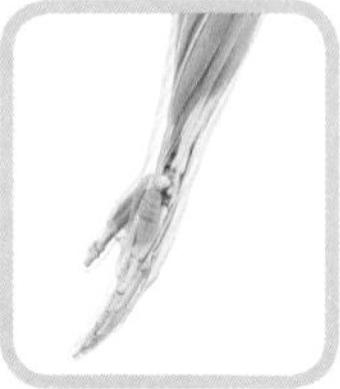

前臂的神經和肌肉

1

雙臂伸向前方，
手掌朝向前方張開。
5根手指
要確實地用力張開。

目標

以相同節奏
連續做20次

重點

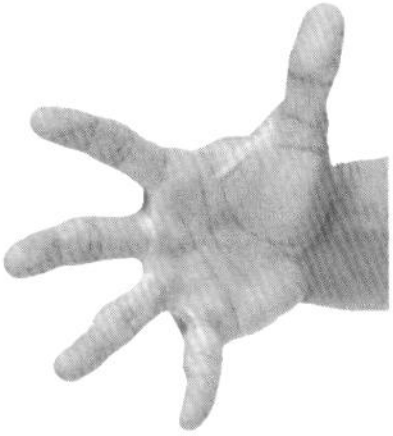

用力張開5根手指

除了握拳做出石頭的動作外，張開手指做出布的動作也很重要。手指和手指之間要確實用力張開，讓手掌大幅度地完全張開。

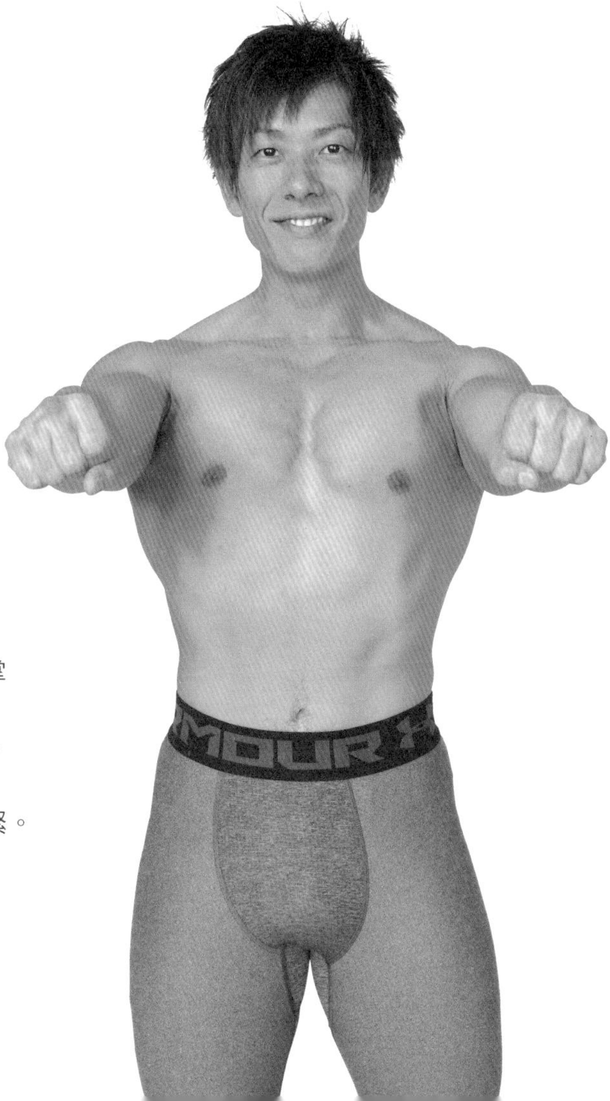

2

將張開的手掌
緊握做出
石頭的動作。
將5根手指
確實握到最緊。

去健身房訓練看看吧

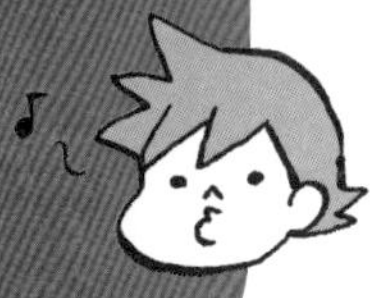

如果能持續地練習本章當中所介紹的項目，就算是在自己的家中，也能確實鍛鍊到可提升勃起力的肌肉。

「單腳深蹲」（P74）和「單腳提臀」（P76）這類較難的動作，書中也有說明降低負重的姿勢，因此請依個人的體力狀況來進行挑戰。(^0^)

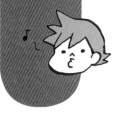

雖然基本上是以每個項目每週都進行2次的訓練為目標，但是如果想一天當中進行多項訓練，或是每天進行1～2項訓練也是OK的。只不過，如果是同樣的項目一週練習兩次的話，需要間隔48個小時以上的時間來緩解肌肉的疲勞。因為肌肉會在疲勞恢復的期間成長，所以如果連續幾天都進行相同項目的訓練，只會讓肌肉累積疲勞，反而增加了妨礙肌肉成長的風險。

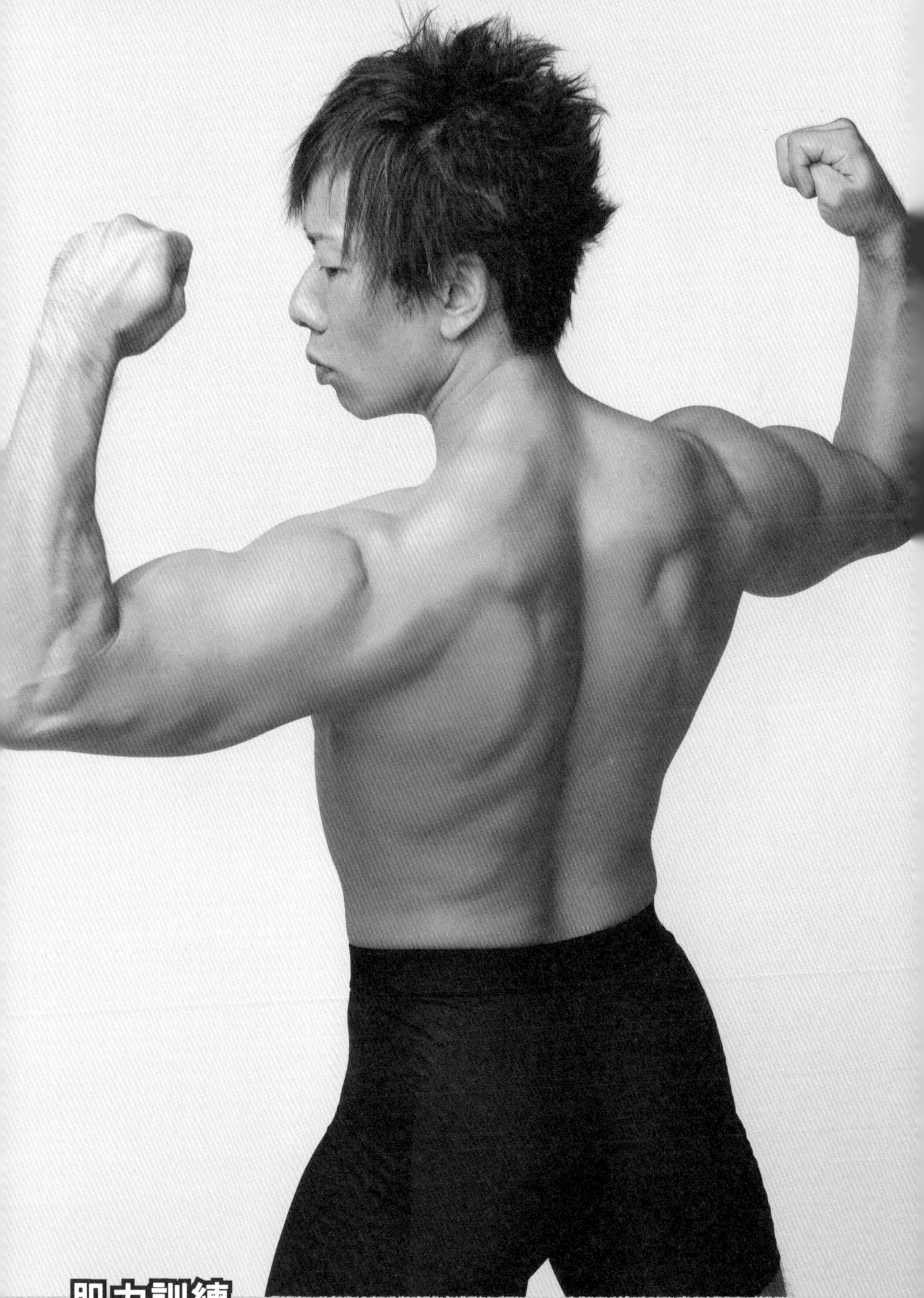

肌力訓練
MEMO

我曾見過有人在多功能重訓椅上練習時，
叫喊著：「好舒服、好舒服！」

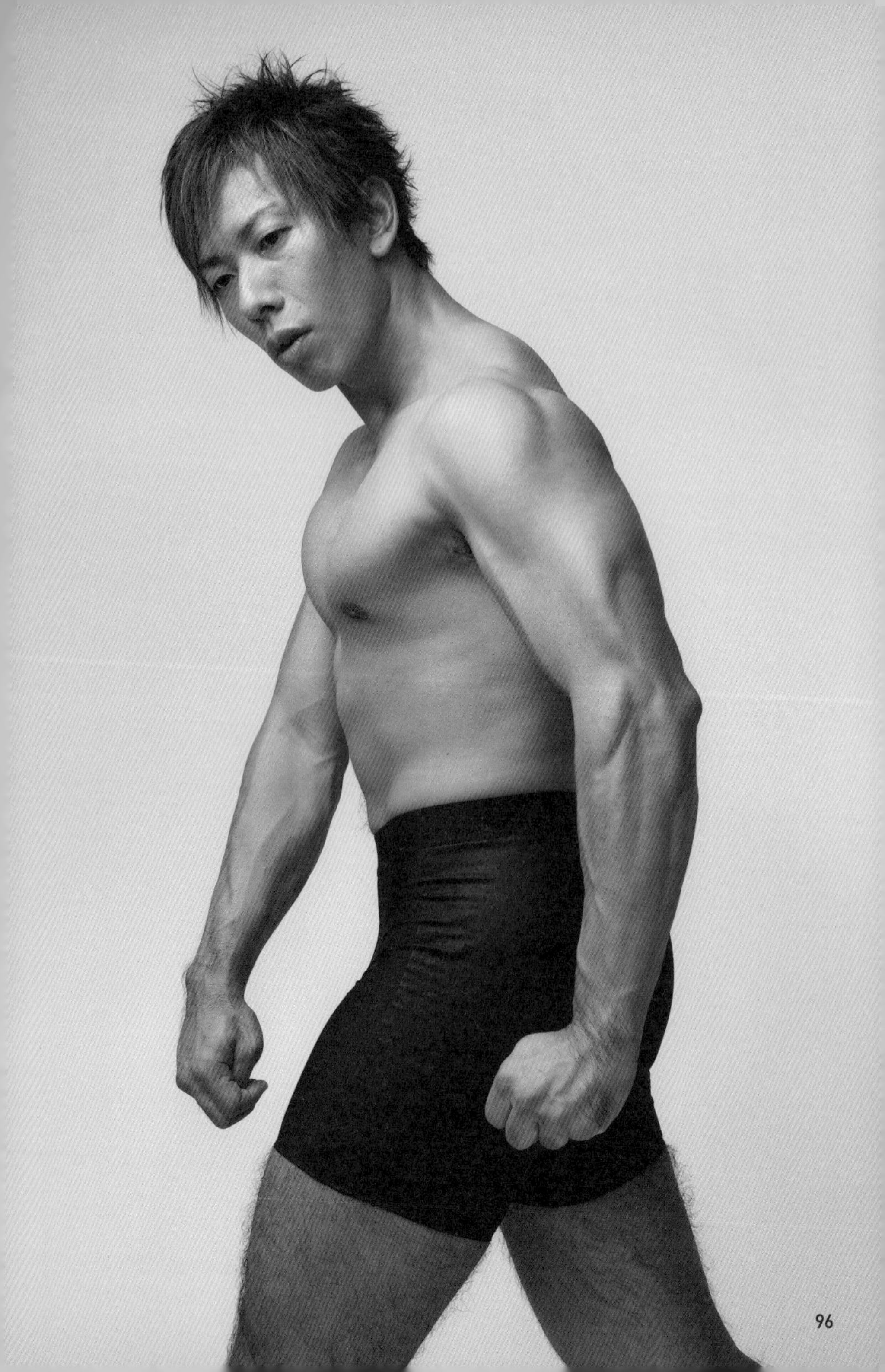

讓身體獲取氧氣「深呼吸」（P88）、以及預防&緩解肩膀僵硬的「連續萬歲手勢」（P90）等動作，因為主要是用來伸展的動作，所以盡可能地每天練習吧！「連續做出石頭、布的動作」大致上是握力的肌肉訓練，因為不會造成負擔，所以建議可以和我一樣每天早上起床後進行，或是想到的時候就練習一下。

雖然對於忙到連去健身房的時間都沒有的人來說，自己在家裡訓練既簡單又方便。不用花時間去健身房，也不用繳交每月的會費。但是，當你覺得居家版的肌力訓練不夠的時候，或是已經變得沒什麼動力的話，可以試著考慮去健身房訓練看看。

去健身房訓練最大的好處就是可以提升鍛鍊的動力。

自己一個人在家中默默努力地訓練肌肉，是非常需要意志力的。不過，一旦到健身房訓練的話，就會受到周圍人士的刺激，「自己也要努力才行」以及「不練就虧大了！」之類的心情，就會自然而然地產生。

而且，在健身房裡還有很多可以作為模仿對象的健身達人。

肌力訓練MEMO　肌肉練得愈大，在我們健身房就愈了不起。

光是看其他人做肌力訓練也能學到東西。

此外，健身房有各式各樣的健身器材，所以不容易讓人感到做膩了，就算是同一塊肌肉，也能因為各種不同的刺激，而讓肌肉容易增長。

我在拍攝工作的空檔如果有時間的話，就會去健身房報到。

施出力氣、喊出聲音、排出汗水都可以發洩壓力，更重要的是還能讓整個人煥然一新、充滿活力！

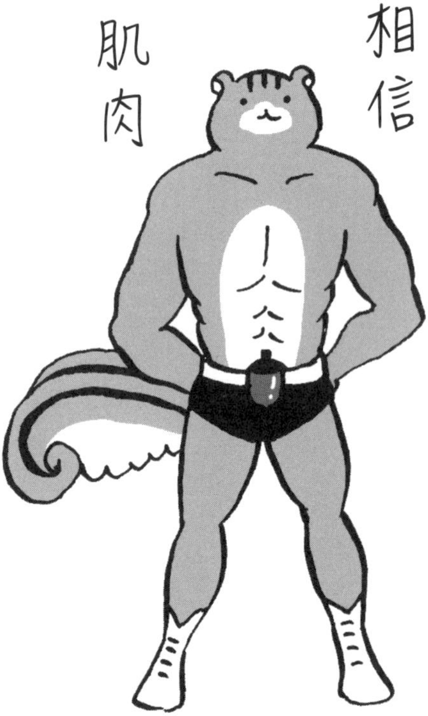

肌力訓練 MEMO

有位健身達人一整年的雞肉消費量超過2000隻。
結果那個人吃太多雞肉，臉變得很像鳥類。

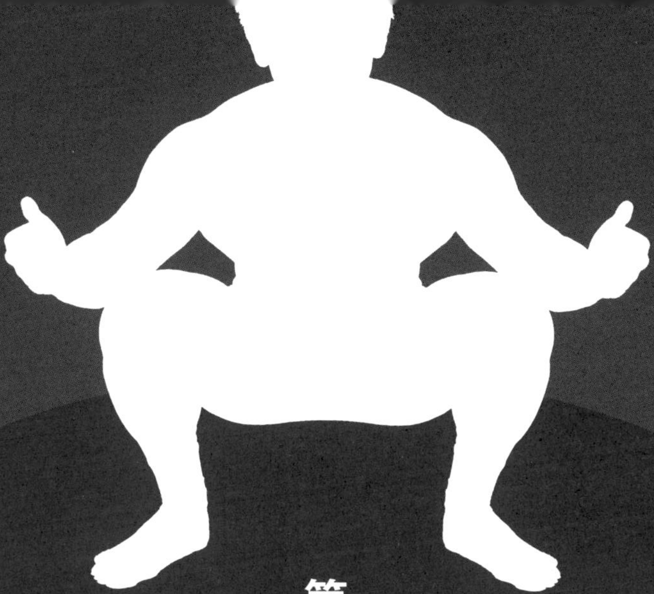

第4章

既能減肥 又能提升勃起力的飲食法

「食」從字型上來看，是寫作讓「人」變「良」好！

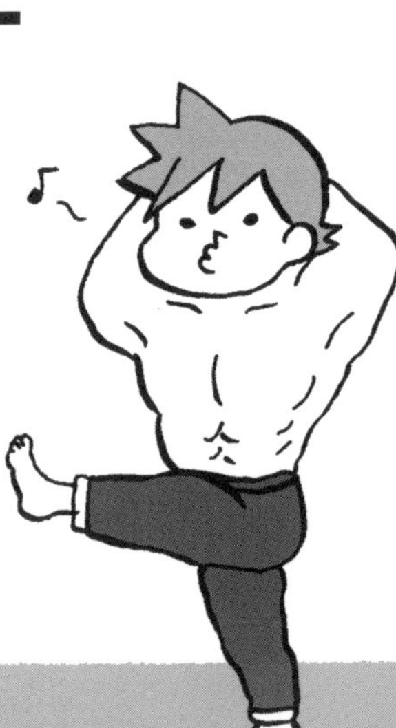

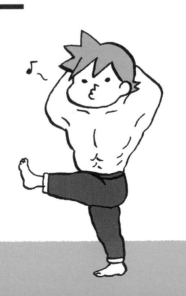

減肥9成靠飲食「好體態飲食法」

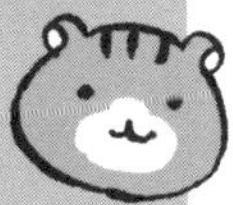

變胖或不會變胖的定律很簡單。只要消耗的熱量比攝取的熱量（能量）多的話，身體的脂肪就會被當作能量被燃燒。相反地，如果攝取的熱量比消耗的熱量多的話，多餘的能量就會當作身體脂肪囤積起來。

而所謂的「熱量（卡路里）」也只是代表讓水溫提高1℃所需的能量而已，將這套用在人類身上其實有點沒道理。不過，因為以數字呈現還是比較容易讓人理解，所以接下來還是會用它來說明！（因為瘦肉的100大卡和洋芋片的100大卡……讓身體所感受到的喜悅程度是不一樣的）。

在第2章（P49～52）我也有提過，因為一旦變胖就會導致睪固酮的分泌量下降，所以要留意避免脂肪的堆積，也是提升勃起力的重點。**一旦體脂率變高，勃起力就因而衰弱。**

肌力訓練 MEMO 腿部訓練過多的那一天，會變得很想要拐杖。

雖然想要提升勃起力的話，是要減掉脂肪和體重沒錯，但是如果不小心連肌肉都一起減掉，讓身體變得瘦弱的話，那就有點本末倒置了。

維持肌肉量、減掉脂肪才是健身的目標。

雖然說到減肥一般都會認為要靠運動瘦身，但是如果以我個人的見解來說的話，我認為是**飲食占99%，運動頂多占1%**。

以熱量來計算，**成年男性如果要減掉1公斤的脂肪，沒有跑到3趟的全程馬拉松是不會成功的。**

因此，比起靠運動增加消耗的熱量，我認為透過飲食來減少攝取的熱量肯定更容易調整、更有效率。

有很多人努力地靠著運動和健身來瘦身，但最終卻因沒有效果而感到挫敗。以「減肥」為目標而開始運動和健身的人，在精神層面上是很容易受挫的。

順便一提，我在做肌力訓練時，腦子裡想的是「腦、神經、內臟器官、血肉！來吧！大家一起來對話吧！」根本不會想到「變瘦什麼的」。

如果目的是「減肥」的話，用改變飲食習慣的方式比較能確實減掉體脂

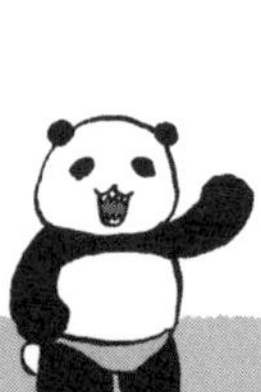

肪。

想用飲食來落實減脂，基本上就是要仔細地計算蛋白質、醣質（碳水化合物）和脂質的攝取量。

以醣質來說，除了攝取量是一定要控制的之外，「從什麼樣的食材中攝取」也比想像中的重要。

含醣的食品大致分成「高GI食品」和「低GI食品」。所謂的GI是「Glycemic index（升糖指數）」的簡稱，是顯示飯後的血糖值上升程度的指標。當我們吃進GI值高的食品時，血糖值會急速上升，而為了抑制血糖值，就會造成胰島素這項荷爾蒙的過度分泌。

胰島素因為具有促進脂肪生成的作用，所以過度分泌的結果，就會導致身體的脂肪囤積。

相反地，如果吃的是GI值低的食品，血糖值就會不易上升，所以即使是攝取了相同的熱量，吃低GI的食品會比高GI的食品更不容易囤積體脂肪。

高GI食物並不多，白米、麵包、麵類、馬鈴薯、紅蘿蔔、玉米以及添加砂糖的食品等都是。

肌力訓練 MEMO 我曾見過有人用榨汁機榨雞肉來喝。

碳水化合物之中，也有糙米、黑麥麵包和蕎麥麵等屬於GI值較低的食物。最近，有愈來愈多人會以糙米和五穀米來取代白米，也是因為低GI飲食的關係。

但是，還是會想吃白米啊！

所以想吃的時候我還是會拚命地吃，只要不要搞錯吃的時機就沒問題。要是為了減肥，就勉強自己進行醣質控制的話只會造成壓力。不要勉強忍耐，只要將低GI的食品納入自己的飲食清單中就好！

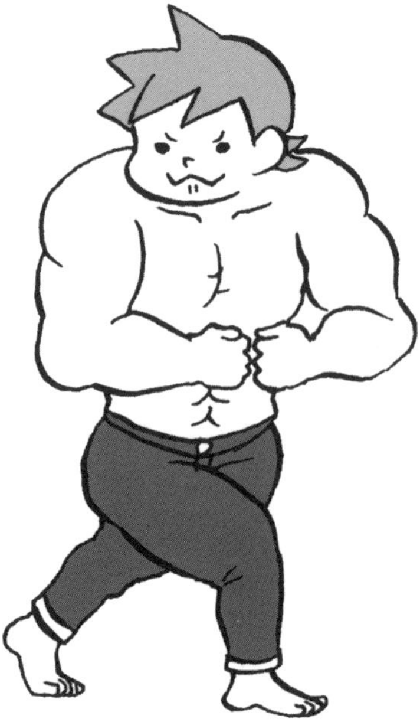

肌力訓練MEMO

大會前的健美肌肉男哭著說：
「吃了西瓜就停不下來，連皮都吃了啦」。

SHIMIKEN獨家「壯陽飯」

我有一套自己原創的「壯陽飯」。在P38中有提到，我會製作便當並帶到攝影現場，那個便當正是我的精力和性慾的來源……這麼說雖然有點誇張，但那便當就是我的獨家壯陽飯。

壯陽飯中的基本菜色是蔬菜，包含有花椰菜、紅蘿蔔、菠菜、高麗菜、小番茄、秋葵、南瓜、芽菜等，有時候還會再加上菇類、雞里肌肉香腸、山藥，偶爾也會切一些雞胸肉或雞里肌肉放進去。

從蔬菜和菇類中可以攝取身體所需的維他命、礦物質、食物纖維，從高蛋白低脂肪的雞里肌肉香腸中則能充分攝取蛋白質。而山藥當中含有和「製造睪固酮原料的脫氫異雄固酮（DHEA）」相似作用的成分（薯蕷皂素），這也是提升勃起力不可或缺的食材。（順帶一提，據說薯蕷皂素具有預防阿茲海默症的功效）。

我會將這些食材用手剝成一口的大小（因為我不大會做飯，所以大多時

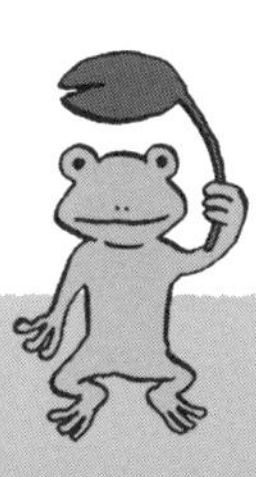

候我都是買冷凍食品的蔬菜或切好的蔬菜），然後放入矽膠餐盒中微波就完成了!!

每天早上我會先做好兩餐左右的分量，放入便當盒中做成便當的樣子。雖然食材很多，但幾乎不需要花時間烹調，所以等做習慣之後，大概15分鐘就可以做好。

壯陽飯基本上不會有任何的調味。

原因大概就是「晚上喜歡吃味道濃郁的食物，所以早上、白天要多留心控制……」吧。

比起風味我更重視營養和簡便性，為了提升勃起力，我在反覆研究之後，終於找到了引以為傲（？）的食材。

晚上不管是拉麵、燒肉、韓國料理、義式料理、中華料理我都來者不拒。不過我會在吃之前先吃一點壯陽飯。

這麼一來，因為可以減緩油脂之類的吸收，所以「感覺上」好像就不會變胖了，而我把這個習慣稱為「（在內臟）鋪草」。

肌力訓練 MEMO

健身人士不會問：「要不要一起喝酒？」
而會問：「要一起健身嗎？」這是一種健身同好意識。

因為我幾乎每天在吃晚餐前，都會說：「想在（胃中）鋪草！」或是「我還沒鋪草請等一下。」所以我周遭的人也開始會使用「鋪草」這個詞彙。

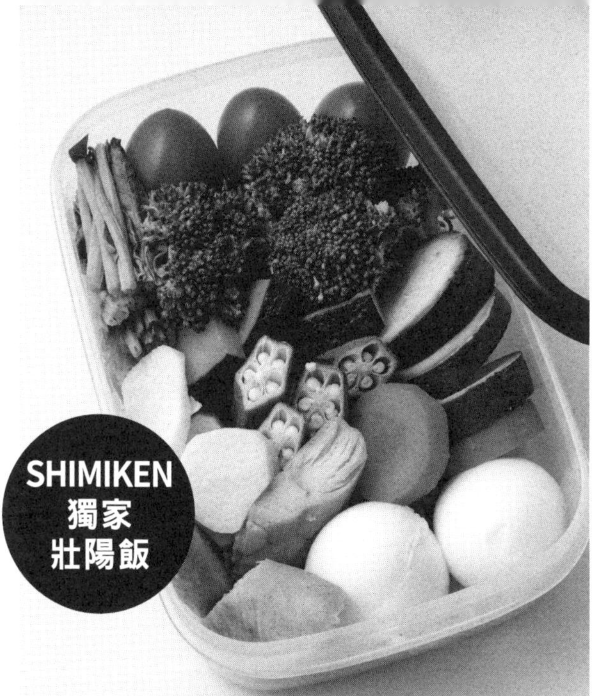

某一天的壯陽飯

花椰菜、紅蘿蔔、菠菜、小番茄、山藥、秋葵、南瓜、地瓜、水煮蛋、雞里肌肉香腸。有時也會有菇類、芽菜、高麗菜等。

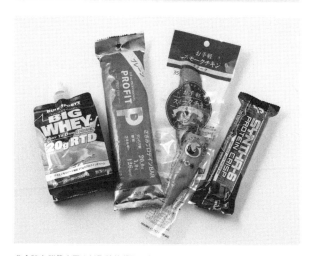

我會隨身攜帶高蛋白低脂肪的雞里肌肉棒、雞里肌肉香腸、高蛋白飲料、蛋白棒，肚子餓時就吃一點來補充能量。

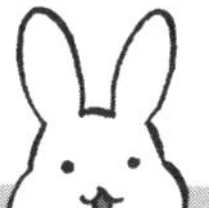

我使用的保健營養品

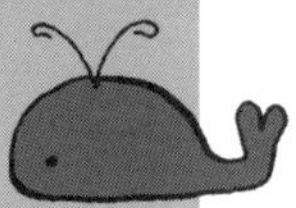

接下來要來介紹我個人愛用的保健營養品。

保健營養品有幾個優點是食材所欠缺的。

首先，可以單純攝取到想要補充的營養素，而且不會攝取多餘的熱量。

不同於三餐飲食，可以快速攝取，攜帶也很方便。

因為最近在價格上也變便宜了，所以是提升勃起力的飲食生活重要夥伴。

我每天會補充的有：**乳清蛋白**、**BCAA（支鏈胺基酸）**、**麩醯胺酸**、**精胺酸**、**綜合維他命&礦物質**、**鋅**等保健營養品。

乳清蛋白是由牛奶乳清中所提煉出的蛋白質，特徵是蛋白質含量很高。

對於想要增加肌肉量的人來說，可以說是最重要的保健營養品。

在吃完早餐後、開始肌力訓練之前和訓練結束之後馬上攝取是最為理想

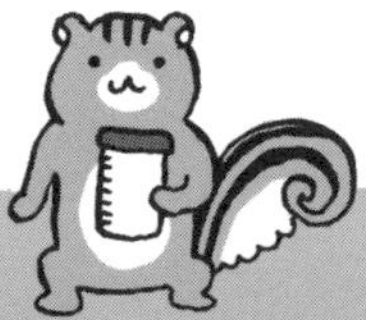

的（我在每餐飯後和睡前等時段也會食用）。
最近的高蛋白飲料比以前好喝很多，喝起來會覺得好像在喝奶昔一樣♪。
因為不同的商品會在裡頭加入不同的維他命或礦物質，所以能輕鬆攝取不足的營養素，吸收的效果也很好。
ＢＣＡＡ（支鏈胺基酸）和**麩醯胺酸**是組成肌肉蛋白質的胺基酸。因為ＢＣＡＡ這項胺基酸會被當作肌肉的能源消耗掉，所以如果攝取不足的話，就會**將肌肉進行分解**，從中獲取ＢＣＡＡ這樣胺基酸。
因此在空腹的時候，為了不讓肌肉被分解掉而直接吞食ＢＣＡＡ的粉末，這對我來說已經是家常便飯的事。
麩醯胺酸是肌肉中含量最多的一種胺基酸。藉由攝取麩醯胺酸，除了能夠抑制肌肉的分解，還具有提升身體免疫力的作用。
大家有聽過肌肉男容易感冒嗎？
我想大概是因為肌力訓練後肌肉結構受到了破壞，身體的免疫功能會努力地修復肌肉組織，所以導致無暇對付從體外侵入的細菌。

肌力訓練MEMO

在我加入健身房成為會員的時候，
有人告訴我：「臂圍超過43公分的話，就不愁會沒有女人了喔」。

雖然是為了健康而進行鍛鍊，但是沒想到卻打造出了容易感冒的身體……（笑）。

我每天早上起床後，會喝加了胺基酸並用熱水稀釋的運動飲料（因為直接用微波爐加熱的話，對我來說味道太濃）。這裡所添加的胺基酸就是BCAA和麩醯胺酸。富含於肌肉當中的體內BCAA和麩醯胺酸，因為在睡眠期間會被消耗而有不足的狀況，所以在起床後馬上補充，就能抑制肌肉的分解。此外，在睡覺之前攝取效果也很好。

精胺酸也是胺基酸的一種。作用近似於睪固酮，具有供給一氧化氮（NO），擴張血管的作用。

透過促進血液循環，可以提升勃起力，也能促進肌肉的成長。而且精胺酸也是精子的原料，可以藉由攝取精胺酸來有效增加精子數量。因為能夠直接產生勃起力提升的作用，所以以前在正式拍攝前我都會補充精胺酸，不過因為副作用是會變得頻尿，所以我現在已經停止在正式拍攝前補充了。明明想去尿尿，但還要啪啪啪實在太痛苦了（笑）。

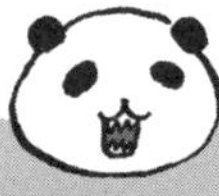

精胺酸這項保健營養品是在外國網路上訂購的，味道聞起來真的就是「精子」的味道！

因此，有一段時間我非常喜歡讓女性聞精胺酸的味道，女性露出「噁」的姿容真是十分妖嬈。

我曾經讓一個處女聞聞看味道，她說：「這是爸爸的抽屜的味道！」她爸到底都在抽屜裡藏了什麼東西呢……。

綜合維他命&礦物質就如同名稱一樣，是含有維他命B、維他命C等主要的維他命以及鈣、鎂等主要的礦物質的保健營養品。

充分地攝取維他命和礦物質這些必需營養素，對於勃起和健康都是非常重要的。

鋅是形成精子必要的礦物質。因為具有提升體內酶促反應（Enzyme catalysis，又稱酶催化或酵素催化）作用，以及促進睪固酮分泌的作用，所以在國外也被稱為**「性愛礦物質」**，對於提升勃起力是不可或缺的營養素。

此外，那些「很難從飲食中攝取到必要的分量，很容易攝取不足」的營

肌力訓練MEMO

只要有瘦巴巴的人來諮詢「想變壯！」就會被叫去吃大麥克漢堡，這是習俗。

養素，我也會藉由保健營養品來補充。

我想在此強調的是，雖然用保健營養品來補充很方便，但基本上營養素還是要從肉和魚、穀類、蔬菜等一般的食物中來攝取，而保健營養品充其量只能當作輔助品。

常常會有人問我：「SHIMIKEN平常都是都吃什麼樣的保健營養品呢？」、「能有效提升勃起力的保健營養品是什麼呢？」當我聽到這樣的問題時，都會回答他們：「**不好好地吃飯、運動、睡覺，就算想依賴保健營養品也無法期待效果喔！**」營養充足的飲食、充分的睡覺、運動才是真正的「保健營養品」。

不論保健營養品補充起來有多簡單、多方便，但也不能因此就過度依賴，這一點要多加注意！

肌力訓練MEMO

當競爭對手在練槓鈴肩推的時候，有一個卑鄙的手段就是故意叫他，害他脖子的肌肉受傷。

油也能刺激男性荷爾蒙的分泌

在其他的飲食方面，我會堅持的是**「油品的選擇」**。

油常被大眾認為對身體不好，會造成脂肪堆積與增加壞膽固醇的生成。不過，油的種類也是有好壞之分的，有些油就具有讓身體健康、提升勃起力的作用。

我最推薦的油是**「MCT油」**。MCT是一種名為中鏈脂肪酸的天然成分，富含於椰子油和棕櫚油之中。市面上販售的中鏈脂肪酸100％MCT油，特徵是被消化吸收的速度比其他的油快4～5倍，所以很快就會被當作能量消耗掉，不容易轉化成為體脂肪。

而且MCT油也具有緩和血糖值上升、抑制食慾的作用，因此可以透過每天攝取MCT油，來輕鬆地調整自己的食量。

我平常都會加到咖啡裡一起飲用。

想要加到湯或味噌湯裡一起喝也是OK的。MCT油是一種攝取起來沒

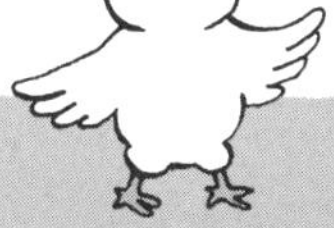

有罪惡感的油，正是其魅力所在。

醣質（碳水化合物）與蛋白質每1公克含有4大卡的熱量。相對來說，油（脂質）每1公克則有9大卡的熱量，所以如果要藉由飲食來減少攝取熱量的話，減少脂質的攝取會比較有效率。

不過，脂質和醣質都是身體活動的能量來源，而且也具有成為荷爾蒙原料的重要作用。**要是過度控制油脂造成脂質的攝取量不足的話，結果可是會導致勃起力衰弱不振。**

根據實際臨床實驗的結果顯示，只要脂質的攝取量一減少，睪固酮的分泌量似乎就會跟著減少。

當我在參加健美大賽的時候，就深刻體會到脂質減少太多，勃起無力的結果。

此外，油和脂是不一樣的，健身教練告訴我，要盡量「攝取部首是水部的『油』」，油在進入人體後，可幫忙暢通血管的堵塞。而「部首是肉部的『脂』」據說則會堆積在人體中。

不過，魚類的脂是例外。青背魚中含有豐富**Omega-3脂肪酸**

肌力訓練MEMO

被輔助人員的汗水滴到眼睛，有時會讓人嚇一跳。

（DHA、EPA），就是讓人想積極地攝取的脂。

去迴轉壽司店時我一定會問：「今天的青背魚肉有哪些部位呢？」接著就會點單說：「那全部都來小份的握壽司！」

此外，Omega-3脂肪酸也能從核桃中攝取到。

堅果類可以取代點心來食用，而且還能攝取到優質的油質，所以個人相當推薦。

Omega-3脂肪酸可以減少血液中壞膽固醇和中性脂肪形成，具有降低血液濃稠度的作用。因為血液只要變得不濃稠，血液循環就會變得順暢，所以就能提升勃起力。除此之外，也可以有效地預防動脈硬化和腦梗塞等疾病，多多補充有益無害。

想要清洗餐具的油汙，就要用油來去除，像是棕櫚油或是清潔劑等。

想要降低堵塞血管的油脂，果然還是需要油。

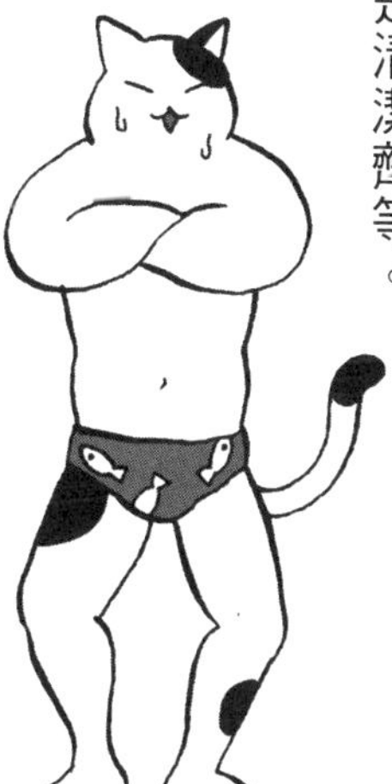

多多攝取動物性蛋白質！

從許多人向我諮詢飲食問題的經驗當中，我得到了**「大家的蛋白質攝取量都不足夠」**的感想。

在仔細聽過大家的問題後，我覺得就是因為醣質（碳水化合物）和脂質的攝取量過多，才破壞了飲食生活的均衡。

我將均衡的熱量（能量）攝取大致設定在「蛋白質4・5：脂質3：醣質2・5」的比例。

雖然現今社會正流行著一股「減醣瘦身」的風潮，但是對我個人來說，要是醣質降到太低的話，不但身體會容易疲勞和累積壓力，連幹勁、活力或勃起力也都會跟著下降。

增加蛋白質的攝取量很簡單。

只要多吃肉和魚就可以了！如果是覺得「沒辦法吃那麼多」的人，喝高

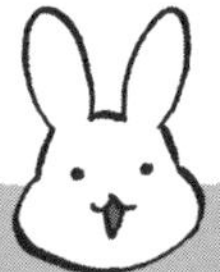

蛋白飲品也是可以的。

雖然有的人會說：「高蛋白飲品會胖！」但那是騙人的，是假新聞。

為什麼我會說那是騙人的呢？那是因為**身體只吸收高蛋白的話，是可以促進熱量消耗的**，這叫做**攝食產熱效應**（DIT，Diet Induced Thermogenesis）。

以醣質約5～10％、脂質約4～5％、蛋白質約30％的DIT來說，身體吸收100大卡的蛋白質會需要30大卡的熱量。

順帶一提，**以攝食產熱效應來說有種「愈吃愈瘦的食物」**。

那就是……煮熟的雞蛋、芹菜等。

還有冷水也是愈喝愈瘦。

原因就在於「身體會為了維持體溫而燃燒脂肪」。

你相信嗎？居然有可以愈吃愈瘦的食物！

只要能具備飲食的相關知識，就不會被各種坊間的傳聞、難以置信的事所迷惑，能夠擁有正確的判斷是一件快樂的事。

肌力訓練MEMO 有時候躺在重訓椅上會被輔助人員胯下的臭味嚇一跳。

此外，雖然「動物性蛋白質」和「植物性蛋白質」等蛋白質，都可以成為肌肉組成的原料，但我個人更建議多攝取動物性蛋白質。

動物性蛋白質的來源除了肉和魚之外，也可以從蛋和乳製品中攝取到。

據說因為人類也是動物的關係，所以雖然同樣都是蛋白質，要是攝取的是動物肌肉的話，則更能有效率地將其當作肌肉的材料。

說不定有人聽到動物性蛋白質時，就會直覺聯想到會「變成肌肉男」。不過以女性來說，也是要多吃動物性蛋白質，才能讓減肥和維持健康順利地進行。

女生通常都是比較喜歡攝取以「納豆、豆腐等大豆食品和堅果類」為主的植物性蛋白質，因為吃這些食物能同時攝取到「具排毒效果的食物纖維」、「抑制細胞老化的卵磷脂」，以及「擁有類似女性荷爾蒙的作用，能活化皮膚、頭髮、骨頭等新陳代謝的異黃酮」，所以女性才會那麼重視植物性蛋白質。

攝取植物性蛋白質真是一取數得！

肌力訓練MEMO

每個健身房一定都會有一個聲稱「〇〇是我訓練的」的大叔。

不過，以「植物性」的字面意義來說，就是如同植物會開出美麗的花那樣，**植物性蛋白質所富含的是能讓外表變漂亮的成分。而動物性蛋白質的「動物」二字，則可以解讀成「為了讓動物能健康有活力地活動，為了生存而產生肌肉」而存在的蛋白質。**

減肥中當然不用說，但如果是平時會有「總覺得沒有幹勁」或是「活力不足」的感覺時，就表示「動物性蛋白質」不足了。

當精神不濟或是覺得疲倦時，就是需要攝取動物性蛋白質！

請吃肉類料理吧！

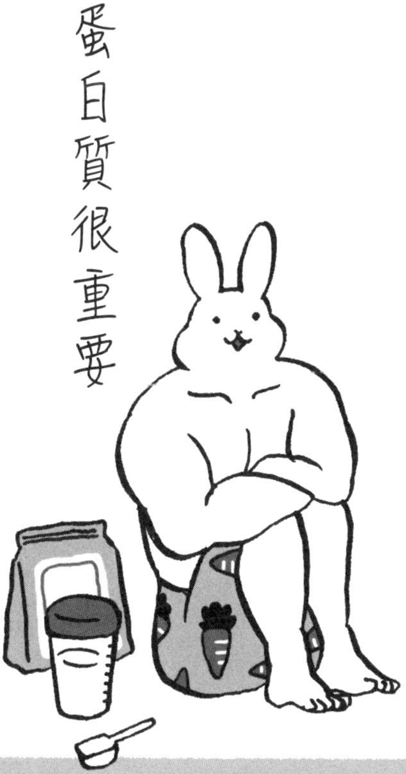

酒精是勃起的大敵

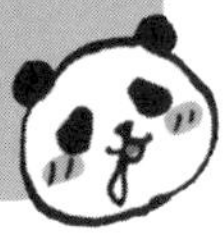

我個人幾乎是滴酒不沾。

雖然喝點小酒之後和大家一起狂歡是非常開心，但我還是盡量不讓酒精進入口中。一年喝酒的次數是……5次以下。

原因很單純的就是**酒精是勃起的敵人**。

我想20歲以上的男性應該都有喝酒之後變得勃起無力的經驗吧！眼前明明有一位妖豔動人的女性，但卻力不從心、小弟弟不聽使喚……真是令人悔恨。

基本上勃起是在副交感神經興奮時產生的，一旦喝了酒自律神經的平衡就會被破壞，變成是交感神經興奮的狀態。更甚者，酒精還會造成神經傳導作用遲鈍，導致腦部所感受到的性興奮難以傳達到陰莖。

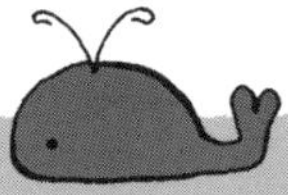

雖然酒酣耳熱之際感官十分容易受到刺激而性慾高漲，但因為那種興奮無法確實傳達到陰莖，所以導致無法啟動勃起的開關。這真是神的惡作劇啊！

大家有沒有看過「使用了春藥而變得淫蕩……」之類的ＡＶ呢？我常會被問到：「ＡＶ中使用的春藥是真的嗎？」或是「有沒有什麼魔法藥可以讓女孩子變淫蕩呢？」

我想這些問題的解答全部都是「開心喝酒」。

ＡＶ中講到使用「春藥」的時候，大多是指女優在喝了酒、處於放鬆的狀態下進行拍攝的狀況，而讓女性大膽又淫蕩的我想也是酒。

但是，雖然和女性一起開心喝酒，氣氛會變得非常好，男性卻會因為酒精而勃起無力……。

事情果然不是那麼容易搞定啊！

我想神明一定是為了減少憾事的發生，才會讓酒精作用於男女身上的效果有所不同吧！

正因為那樣的理由，所以對於以勃起為職業的我來說，就必須盡我所能

肌力訓練 MEMO 為了肌肉死也甘願。

地避免讓酒精殘留在體內到隔日。

此外，以喝酒來說還有一個缺點，就是促進肌肉形成的肝臟，因為會以分解酒精的毒素為優先，所以會導致「就算刻意做了肌力訓練，但肌肉卻不會變大」的情況。

因此，在健身界中流傳著**「一杯酒會抹煞掉一週的健身成效」**這樣一句名言。

此外，以熱量轉換成脂肪囤積在體內的轉換率來說，喝酒之後吃東西會比不喝酒吃東西來得更高。

要是體脂肪增加的話，睪固酮的分泌就會下降，這一點要多加留意。

事實上，酒精本身是不容易讓人變胖的。酒精被稱為空熱量，因為其熱量會被優先消耗，所以不容易形成脂肪，但是當酒的熱量在被消耗的時候，其他的熱量消耗就會處於停止的狀態，因此邊喝酒邊吃飯很容易就會造成熱量過剩的情況。

因為空熱量真正的含意是代表「不含有營養素、只有熱量」……所以光是以字面來解釋就夠嚇人的了。

肌力訓練 MEMO

雖然在蛋白質飲料吧裡點了女性工作人員的唾液當作配料，但一次都沒成功過。

以酒類來說，因為燒酒、威士忌和伏特加之類的蒸餾酒幾乎不含醣質，所以相較於其他酒類熱量會比較低。

因此只要喝的酒不是啤酒、日本酒或紅酒之類的釀造酒，而是喝蒸餾酒的話，就可以降低熱量（卡路里）和醣質的攝取量。不過，要是喜歡喝啤酒的人，也可以選擇喝醣質成分0％的啤酒。雖然道理大家都懂，但是對於喜歡喝酒的人來說，應該還是很難抉擇吧！

儘管說了這麼多，但酒的魅力還是很難抵擋的。

在和酒的相處之道中，也蘊含著和勃起、維持體重的相處之道喔。

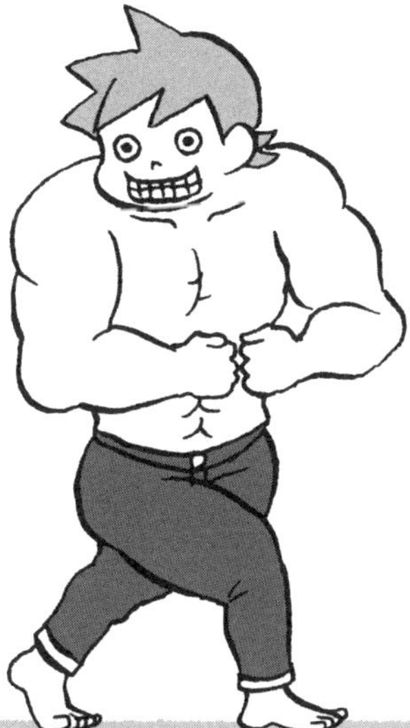

不造成壓力的飲食控制

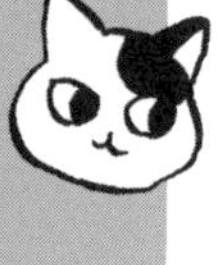

雖然在前文的內容中說了許多關於我飲食生活的事，但我自己卻不覺得有那麼嚴格地在克制。

那是因為我知道**「嚴格克制不是長久之計」**。

以人際關係來看也是如此。

舉例來說，要是你正在交往的對象有讓你討厭的地方，但你卻因為不想被他（她）討厭就一直隱忍的話，要是哪天忍不住爆發了，就很容易因而分手。這樣的結果是很容易可以想像得到的。

所以不是要一味地隱忍，而是要先將注意力轉移到對方的優點上。

同時，希望對方改進的地方就好好地面對，並且將自己的想法傳達給對方知道。

以飲食生活來說，要是一下子就想把書中所說的全部實行的話，一定

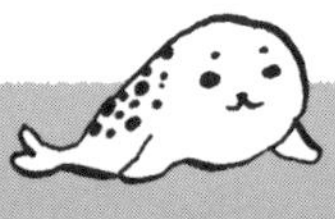

會造成「要相當克制」的情形發生。雖然有些人說：「SHIMIKEN因為很克制，所以才能做得到。」但是我卻從來不覺得自己有在克制或是刻意在隱忍什麼事。

要讓自己適時地喘一口氣休息一下，然後「摸索出能持之以恆的方式，一邊觀察一邊維持」。等到能夠成為習慣之後，就自然可以樂在其中。

克制絕非長久之計。

克制、忍耐是壓力的來源，壓力對於勃起會有多不好的影響……我已經講了非常多，大家應該都明白吧！

雖然體脂率高的人需要適度地進行減肥，但也請不要過於慌張。

適度地品嘗自己喜歡的食物來讓壓力獲得平衡，要是1個月最多能減重4％的話，對於提升勃起力來說就會有相當程度的幫助。舉例來說，體重70公斤的人可以減重2・8公斤。

再次重申，**要是努力過頭、過度要求付出一定要有成果的話，絕對會無**

肌力訓練MEMO 健身後，一定要黃金時間內攝取蛋白質的觀念很奇怪。

法，持之以恆的。

因此，不論做任何事，只要能摸索出讓自己可以持之以恆的方法，就能讓自己掌握到人生的關鍵。

這麼自以為是地寫了一堆的我，可是親身經歷了許多次的「1天吃3頓×1週＝21頓飯」。

雖然次數可能不是那麼精準，但其中大概有8次（頓）我也會吃垃圾食物、拉麵、燒肉、義式料理、法式料理或中華料理。尤其我超喜歡拉麵、沾麵，1週會吃3次。

雖然充其量只是我個人的實際感受，但我覺得粗麵的沾麵不會胖，而且不知為何對勃起很有效。

這聽起來像是唬人的，但卻是我的真實體驗。

其實勃起和精神層面也有很大關係，因此說不定每個人都有自己精神層面的勃起食材和食物。

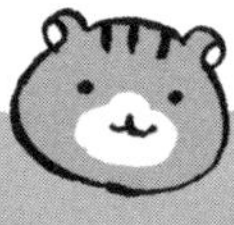

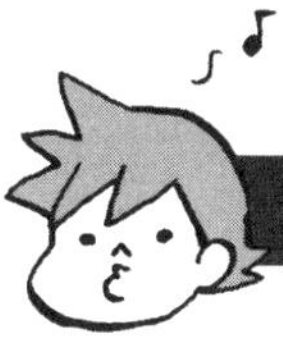

SHIMIKEN Style 1日飲食生活

（※1天有2次拍攝時的行程）

9：00	起床
9：05	將運動飲料摻熱水稀釋， BCAA和麩醯胺酸各加入10g並喝下。 然後喝添加MCT油的防彈咖啡以攝取咖啡因。
9：20	踩室內健身腳踏車10分鐘，連續做出石頭、布的動作，伸展
9：40	做肌力訓練來喚醒肌肉
9：55	烹調2～3餐分量的壯陽飯
10：10	早餐（壯陽飯、雞肉、優酪乳＋保健營養品）
12：00	第1支影片的拍攝
15：30	拍攝完成後吃中餐（壯陽飯＋外景拍攝便當）。前往健身房
16：10	在健身房做肌力訓練
17：20	完成肌力訓練
18：00	第2支影片的拍攝
22：00	拍攝完成後吃晚餐（壯陽飯）※看那天的狀況有時會再吃外食
27：00	就寢

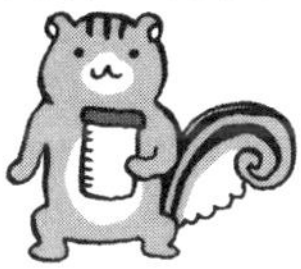

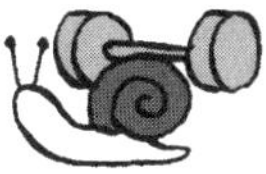

※1天約喝3次高蛋白飲品

肌力訓練 MEMO

我曾看過剛開始健身「想瘦腰」的女性，
被迫做高強度的槓鈴屈體划船。

MEMO

有段時間像是中二病那樣，自我滿足地沉迷於手臂啞鈴彎舉和槓鈴划船等小型的訓練項目。

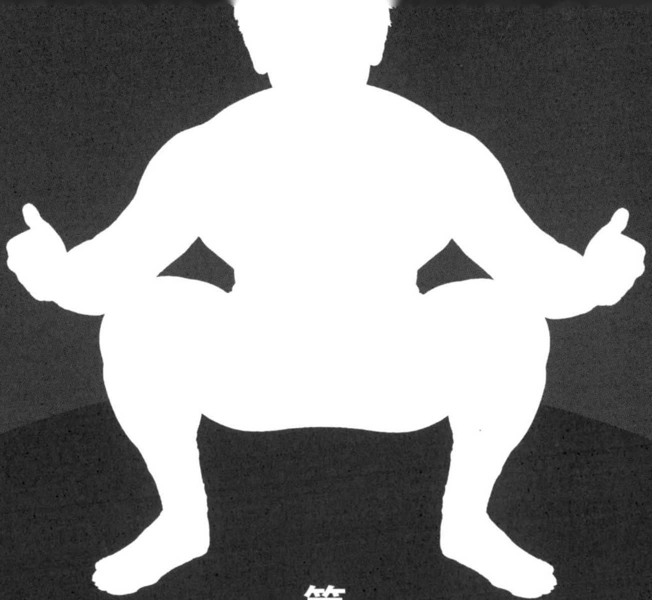

第5章

我的快樂肌力訓練生活

就我個人來說
所謂的夢想國度
就是TDL、USJ、
還有「G‧Y‧M」！

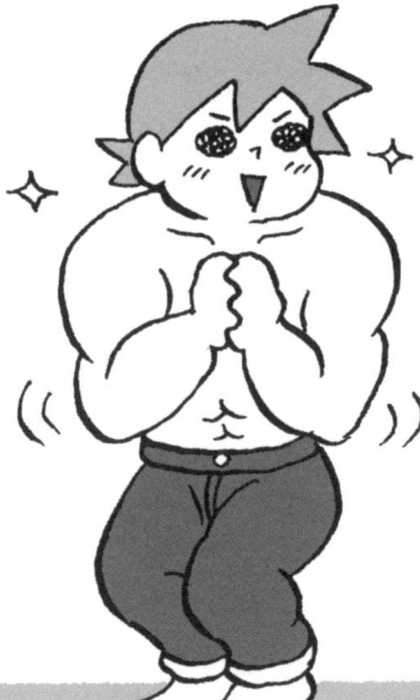

連肌力訓練後的飲食都包含在健身範圍內喔！

提升勃起力的睪固酮因為可藉由適度的運動增加分泌，所以就算只有進行肌力訓練也能夠增加睪固酮。而且要是以肌力訓練來讓肌肉（睪固酮受體）成長的話，就更能促進睪固酮分泌了。

然而，如果目的是想要讓肌肉成長的話，只藉由肌力訓練是不夠的。還要連同飲食生活也注意到，這樣才能提高肌力訓練的效果。

如果說**肌力訓練的效果是「由飲食來決定！」**一點也不誇張。因為要是蛋白質這項製造肌肉的原料不夠的話，肌肉就不會長大。

此外，作為能量來源的醣質（碳水化合物）和脂質，一旦攝取過多，多出來的部分就會轉換成脂肪囤積下來。

因此，我在飲食方面也只有稍加留意而已。雖然還有些部位想再增長點肌肉，但是我覺得我現在這樣的肌肉量和體脂率已經差不多夠了。

而且我深信肌肉量與體脂率的維持＝勃起力的維持，所以我近10年來的

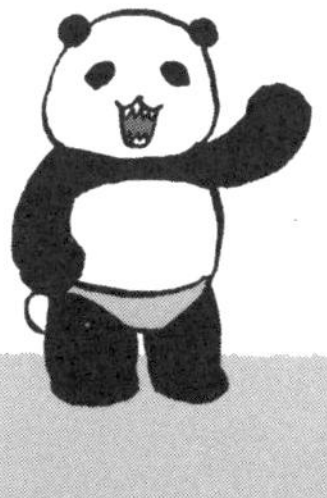

早餐與健身後的飲食「大致」都相同。

我在經過多方嘗試後，終於摸索出這套模式。

所謂的「大致」是因為為了不讓身體習慣同樣的飲食，所以我會在優酪乳的種類或是食用分量等方面做「一點點」的改變。

雖然坊間有各式各樣的健身書籍和個人健身房，不過大家最終會執行的都相同，就是「深蹲」。

就像「以人類極限狀態來說，跑得再快也不會快過9秒半」的道理，人們終極的目標幾乎都會是一樣的。

我會注意的**只有早餐、健身後的用餐，以及肚子有點餓的時候吃的食物**而已。

中餐吃完自己帶的便當「壯陽飯」後，我會吃劇組發的外景拍攝便當或是拉麵。

晚上聚餐也很多，所以一般都是高熱量的外食。過了深夜12點之後吃拉麵之類的也是常有的事。

肌力訓練 MEMO

國外製造的水溶性保健營養品呈現鮮紅色、綠色和藍色等鮮豔的顏色。

我深信「只吃有害的東西，身體就會變壞。吃對身體有益的東西，吃了有害的東西後就會互相抵消，或者稍微朝好的方向發展。」

比方說，晚上在吃燒肉或拉麵之前，先吃點「壯陽飯」在胃裡鋪草，然後再去吃外食的話，就不會那麼胖或是身體不舒服。

相反地，要是還可以毫無顧忌地享用美食，精神上就能處於超級滿足的狀態。

吃東西的樂趣讓人擋不住。

因此，「對身體有益又能享受美食」是我個人的最高指導原則。

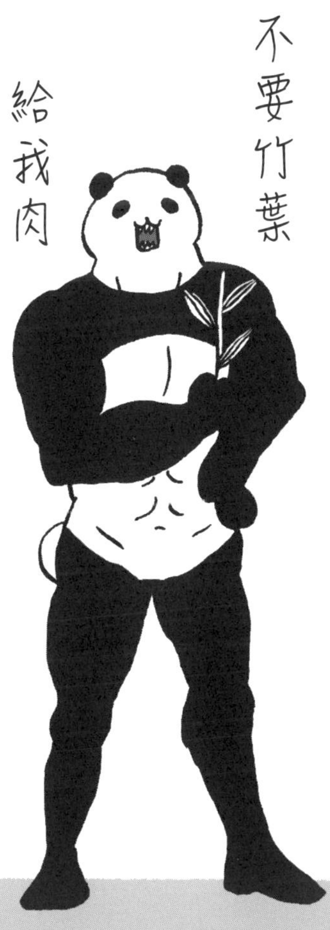

健身房是人生的綠洲！

健身房拯救了幾次我的人生呢？
如果沒有健身房，我將會變成怎樣的人類渣渣呢？
如果沒有遇見健身房……就沒有現在的我。
對我而言，肌力訓練是不可缺少的。
去健身房是生活的一部分。
對我而言，健身房是綠洲。
是療癒的場所。

當口中說出「好累～」的時候，事實上那個累有兩種，大家有發現嗎？

一種是「心累」，
另一種是「肉體累」。

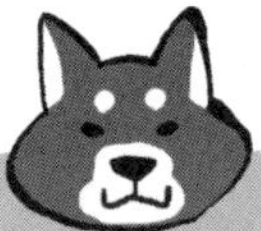

所謂「心累的時候」，是指因工作感到疲倦或因人際關係感到疲累，內心失去活力等因素而導致壓力累積的狀態。

另一方面，當爸爸參加孩子的運動會，因太久沒跑步而造成全身肌肉痠痛，或是大家因太久沒踢足球搞到精疲力盡，這類的物理性肌肉疲勞狀態，則是屬於「肉體累」的狀況。

但是當口中說出「好累～」的時候，大部分都是「心累＝壓力累積」的狀態。

雖然今天跑外勤走了2萬步、站著工作了一整天是「肉體累＝肌肉疲勞」的狀態，不過事實上內心也是處於一同感到疲累的狀態。

然而，**心的疲累是可以和肉體的疲累互相抵消的。**

前文已經寫過很多遍「因為壓力是會累積的，所以只有透過排出的行動才能將壓力消除掉」。

心的疲累因為是壓力累積的狀態，所以能讓我們將力氣、汗水、聲音發洩出來的健身房，是最適合排解心的疲累。

肌力訓練MEMO

一般人看見水溶性保健營養品的顏色都會說：「好像會對身體不好。」但健身人士卻會表現出完全相反的反應說：「感覺很有效！」

只要進行訓練的話，就能增加生長激素讓體能回春，提升男性荷爾蒙讓人充滿活力，真的是好處滿滿。

而且，當肉體的疲累大過於心的疲累時，還可以讓人倒頭就睡喔。

心累（壓力累積）的時候，就算是已經躺在床上，但腦中還是會一直在想事情，內心煩悶到怎麼都睡不著。這樣的經驗大家應該都有過吧？

相反地，當肉體累的時候就不會有多餘的精力去思考那些事情，只要一躺到床上就能馬上睡著。心的疲累就利用肉體的疲累來解除!!

同理可證，當覺得累的時候還是運動最好。

當你覺得累卻沒辦法到健身房運動的時候，就做「廁式深蹲」來消除心的疲累吧！

肌力訓練 MEMO

健身人士對於健身高蛋白飲品的味道非常講究。

你會和自己的身體對話嗎？

健身所能獲得的好處並不是只有抒發壓力、生長激素、男性荷爾蒙的分泌、打造帥氣的體態等。

還有一個好處是「可以和自己的身體對話」。

常常有人在聽到肌肉男會「和肌肉說話」的時候，會覺得他們是「傻瓜」。

但這……非常重要。

如果不好好地和自己的身體（肌肉和神經等）對話，等到年紀老到一定程度之後，「想要做的行動」和「實際做出來的行動」就會產生落差，就像在運動會跌倒的爸爸們一樣。

運動神經好的人的都有**「身體可以隨心所欲地行動」**這樣的特徵。為了培養那樣的能力，請一起來製造和自己的身體（肌肉和神經等）對話的機會吧！

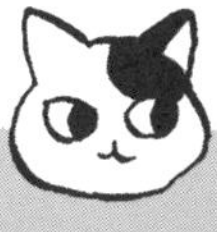

女性覺得男性性感的部位是哪裡？

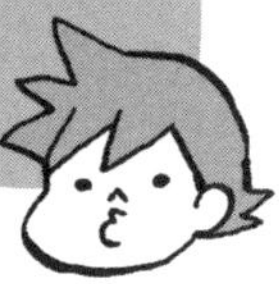

當眼前有位異性時，大家最先會看哪裡呢？
以男性看女性的話，應該有很多人都會注意胸部、臀部或是腿吧？
這是因為豐滿的胸部、渾圓的臀部或蜜大腿，都會讓男人感受到女性的性感，因而將目光放在那些部位。
我注意的順序是臉（看著眼睛說話的意思）↓腋下周圍↓臀部↓胸部。
那麼，大家知道女性會覺得男性的哪些部位看起來很性感呢？
出乎意料地據說是「臀部」，看到男性的臀部之後會覺得「好性感」的女性聽說有很多。
這真是讓人意想不到。
我還以為女性一定會覺得「厚實的胸膛」、「粗壯的手臂」或「六塊腹肌」等部位很性感……居然是「緊實翹臀」！
這麼說來，我們該做的就是廁式深蹲囉！果然還是應該要好好地鍛鍊臀部才對。

鍛鍊下半身真是有百利而無一害！

想練粗手臂！想要練出六塊肌！會這麼想的男性一定有很多。

而在這麼想的時候，是不是就做了二頭肌彎舉或腹肌運動呢？

事實上，無論是想練粗手臂還是打造六塊腹肌，「廁式深蹲」都能有效達成!!

手臂的肌肉是小肌肉群，所以不論怎麼鍛鍊，也都只是在「填滿小袋子」而已。所以不能僅止於此，而是**要讓想要填滿的袋子變大，讓手臂能有效地變粗**，方法則是要進行組合變化的廁式深蹲。

下半身肌肉大約占全身肌肉的7成。

只要下半身的肌肉量增加，全身的肌肉量就能獲得基礎性的提升。

我剛加入健身房的時候，大家都說：「手臂圍超過43公分的話，就不愁沒有女人。」所以一開始我被要求做的動作就是「深蹲」。

在健身房界中，有一句非常有名的標語**「男人沉默地深蹲！」**。

肌力訓練 MEMO

在健身房中，如果深蹲蹲得不夠深是得不到認可的。

想練腹肌也應該做廁式深蹲、深蹲。

雖然原本就有腹肌，但因為上面堆積著脂肪，所以只是呈現「隱藏的狀態」而已。因此，快去進行最能消耗熱量的廁式深蹲或深蹲訓練。

此外，就如我之前所說的，因為深蹲是肌力訓練中唯一「可以鍛鍊心肺功能」的運動，所以廁式深蹲、深蹲能鍛鍊到約占全身肌肉7成的下半身，簡直是萬能的健身運動。

最後，我再來說一次廁式深蹲、深蹲的優點和缺點吧。

只要練習廁式深蹲、深蹲……

● 年紀大了也能維持強健的腳力和腰力
● 小弟弟變得充滿活力、朝氣
● 因為鍛鍊到臀部，所以受到女性歡迎
● 因為促進男性荷爾蒙分泌，所以渾身充滿幹勁
● 因為促進生長激素分泌，所以具有回春效果

肌力訓練

●手臂變粗壯

●輕鬆練出巧克力腹肌

●也能鍛鍊心肺功能

相對來說，缺點是……

●沒有

喂喂喂！（笑）

如果是這樣的話，那只好做廁式深蹲、深蹲啦！

成功的人會用實際的行動來解決煩惱。

失敗的人則是用煩惱來讓自己不行動。

因此，現在立刻去做廁式深蹲吧！

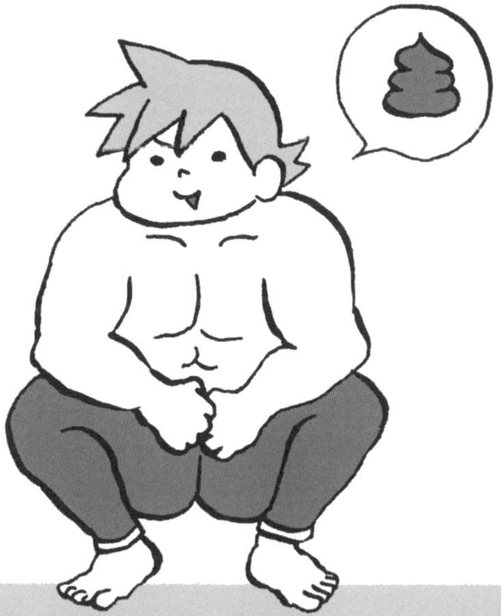

結語

各位讀者覺得這本廁式深蹲指南的內容如何呢？

我自己的人生是因為健身才獲得改變的，所以無論如何我都想向世人傳達健身的優點、有趣以及讓人魂牽夢縈的地方等，同時也想將健身房裡各式各樣充滿特色的人介紹給大家。在我將這些想法傳達給扶桑社之後，促成這本書出版的機會。

然而，書籍的製作真的很不容易。

剛開始我所接到的內容企劃是一般主題的「肌肉健身書」。

不過因為我的肌肉並沒有什麼值得誇讚的，而且身材比我厲害的人多不勝數，所以實在有點欠缺說服力。

綜合這些考量之後，我想到了非常適合我來寫的「強化下半身」健身書籍。

而且，我到目前為止已經接受過無數次「〇〇做對勃

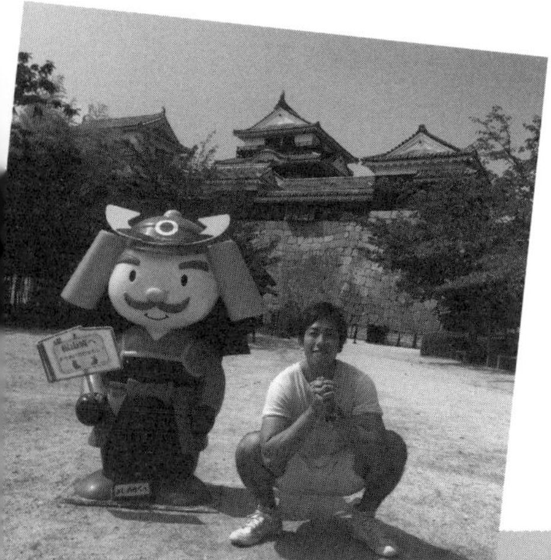

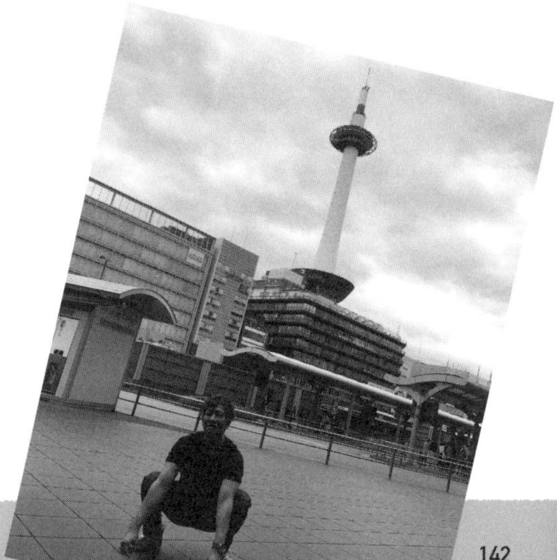

起相當有幫助」的採訪。雖然我每次都會回答「請去做深蹲」，而就算他們已經聽到了「請去做深蹲」這樣的答案，但我發現絕大部分的人都還是不會實際去做，於是我就構思出了「廁式深蹲」。

哎呀～我的人生似乎真的無法完全和「大便」做切割（笑）。

閱讀本書的各位讀者，真的非常感謝！

當大家實際進行了廁式深蹲後，如果有了什麼「人生就這樣改變了！」或是「發生了這樣好的事情！」之類的，請不要客氣盡可能地傳達讓我知道。而且也請向周遭的人宣揚廁式深蹲的好處喔！

祝願世界和平，World Peace……

2018年2月　SHIMIKEN

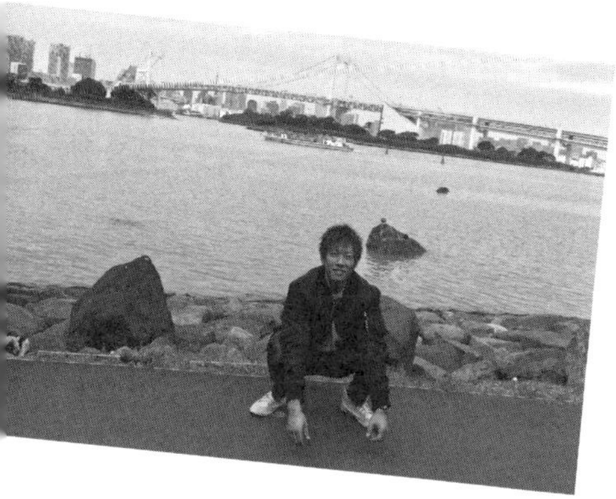

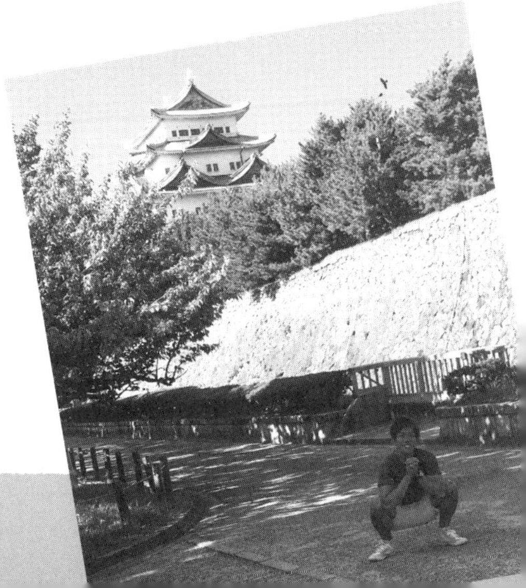

SHIMIKEN

1979年生於日本千葉縣。男優經歷20年，演出作品多達9300部，床戰經驗人數約1萬人，是日本AV業界中的一線男星，同時也是性的求道者。興趣廣泛包含有讀書、霹靂舞、猜謎等。曾在東京健美錦標賽60kg級中獲得第6名（2005年）、在「地下猜謎王決定賽」（BAZOOKA!!!）中榮獲第4屆、第5屆的地下猜謎王。著作有「AV男優Q&A：從業界祕辛到性愛技巧，SHIMIKEN完全爆料」（台灣東販）、「SHIMIKEN's BEST SEX 最高のセックス集中講義」（イースト・プレス）、「やっぱり熟女がいちばんでした。」（KADOKAWA）等。活躍於電視演出和演講會等各種領域。
◎Twitter：@avshimiken

AV男優SHIMIKEN教你廁式深蹲
練爆性福男子肌力

2019年7月15日初版第一刷發行
2023年7月15日初版第五刷發行

作　　者	SHIMIKEN
譯　　者	呂沛餘
主　　編	陳其衍
特約設計	麥克斯
發 行 人	若森稔雄
發 行 所	台灣東販股份有限公司
	＜地址＞台北市南京東路 4 段 130 號 2F-1
	＜電話＞（02）2577-8878
	＜傳真＞（02）2577-8896
	＜網址＞http：//www.tohan.com.tw
郵撥帳號	1405049-4
法律顧問	蕭雄淋律師
總 經 銷	聯合發行股份有限公司
	＜電話＞（02）2917-8022

TOHAN

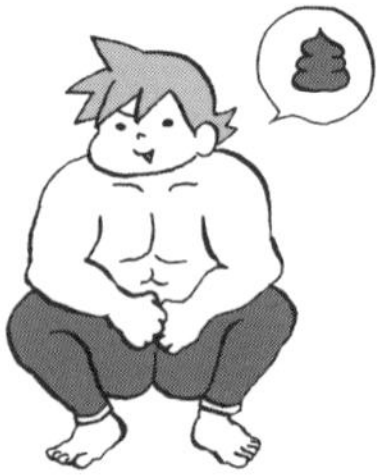

國家圖書館出版品預行編目資料

AV男優SHIMIKEN教你廁式深蹲 練爆性福男子肌力
／SHIMIKEN著；呂沛餘譯. -- 初版. -- 臺北
市：臺灣東販, 2019.07
　144面；14.8×21公分
　ISBN 978-986-511-053-6（平裝）

　1.健身運動 2.體能訓練 3.肌肉

411.711　　　　　　　　　　108008814

AV DANYU SHIMIKEN GA OSHIERU:
UNKOZUWARI DE OTOKO NO NAYAMI NO
TAIHAN WA KAIKETSU SURU! by Shimiken
Copyright © Shimiken 2018
All rights reserved.
Original Japanese edition published by
FUSOSHA Publishing, Inc., Tokyo.

This Traditional Chinese language edition
is published by arrangement with
FUSOSHA Publishing, Inc., Tokyo
in care of Tuttle-Mori Agency, Inc.